U0296169

全国卫生职业院校规划教材

供口腔医学、口腔医学技术、口腔修复工艺专业使用

口腔正畸学

（第2版）

主　编　侯斐盈　何　冰
副主编　陈晓明　邱严力
编　者（按姓氏汉语拼音排序）
　　　　陈晓明　益阳医学高等专科学校
　　　　郭祖胜　山西医科大学汾阳学院
　　　　何　冰　广州医科大学卫生职业技术学院
　　　　侯斐盈　开封大学医学部
　　　　邱严力　沧州医学高等专科学校
　　　　谭铭博　承德护理职业学院
　　　　王　华　开封大学医学部

科学出版社

北　京

内 容 简 介

本书是全国卫生职业院校规划教材之一。全书按照形象易懂、易学实用的原则,阐述了错𬌗畸形的病因机制、临床表现及分类、检查诊断及正畸治疗的生物学知识等基础理论部分,并通过图、表形式增加其直观感;对实践性较强的矫治器及其技术、各类错𬌗畸形的矫治、矫治过程中的护理及矫治后的保持部分,尽力做到配合图解或操作步骤的程序化叙述,使之更加清晰易懂。通过理论讲授、图解、示教、实验及多媒体教学等,使学生较好地掌握教材的基本理论和基本技能。

本教材适用于高职高专口腔医学、口腔医学技术专业,也供中职口腔修复工艺专业教学使用,也可作为口腔执业(助理)医师考试的参考用书。

图书在版编目(CIP)数据

口腔正畸学 / 候斐盈,何冰主编 . —2 版 . —北京:科学出版社,2014. 5
全国卫生职业院校规划教材
ISBN 978-7-03-040594-4

Ⅰ. 口… Ⅱ.①候… ②何… Ⅲ. 口腔正畸学-高等职业教育-教材
Ⅳ. R783. 5

中国版本图书馆 CIP 数据核字(2014)第 095658 号

责任编辑:许贵强 / 责任校对:宋玲玲
责任印制:赵 博 / 封面设计:范璧合

科学出版社 出版
北京东黄城根北街 16 号
邮政编码:100717
http://www.sciencep.com

天津文林印务有限公司印刷
科学出版社发行 各地新华书店经销
*
2005 年 8 月第 一 版 开本:787×1092 1/16
2014 年 4 月第 二 版 印张:11 1/2 插页:4
2021 年 5 月第十三次印刷 字数:267 000

定价:49.80 元
(如有印装质量问题,我社负责调换)

前　言

本书是全国卫生职业院校规划教材之一，是在第 1 版的基础上，根据专业的发展情况，进行了一些增减和完善，特别是图片方面较前 1 版更加清晰和规范。教材编写仍然立足于"以社会、专业岗位需求为导向，以学生为中心，培养其综合职业能力"的课程研究构思，坚持"贴近学生，贴近社会，贴近岗位"的基本原则，保证教材的科学性、思想性，同时体现实用性、可读性和创新性。

全体再版参编人员，在充分认识和理解教材的编写要求及指导思想的前提下，结合自身的教学与临床实践体会，以高度的责任心和使命感投入到教材的编写过程中。本教材的目的是为口腔医学和口腔医学技术专业大专层次的学生，提供平台性模块教学内容，丰富口腔医学、口腔医学技术高等专科教材。根据学生的心理特点和实际需求，力求突出专业、突出重点，尽可能简化文字叙述，采用图、文、表并举，达到形象易懂、易学实用之目的。通过"学习要点"、"导言"、"正文"、"目标检测"、"参考文献"，以及正文中穿插的"链接"和"片段"，结合活泼新颖的版面设计，使本教材以一种崭新的构架、独特的面孔，吸引读者眼球，激发读者的求知欲望和兴趣。

全书共 11 章，约 13 万字，图表 300 余幅。从错𬌗畸形及其矫治技术的基础理论，矫治方法和手段，矫治器的制作，常见错𬌗畸形的矫治程序等方面予以阐述，并酌情对部分章节的内容，在传统模式的基础上进行了创新性调整，增加了不少新的内容。并附有教学要求，学时分配建议，主要名词中英文对照表。根据编写要求，另将各科实验指导汇集成专门的实验教程，供教师和学生参考。

本教材是为数不多的高等职业口腔医学教材之一，可供"高职"、"高专"、"5 年一体(3+2)"的口腔医学专业和口腔医学技术专业使用，同时供各级口腔医护人员参阅。

全书在编写过程中参阅了不少同行发表的论文、论著等，至此一并致谢！因编者的经验和水平有限，书中的疏漏和不妥之处难免，恳请各位赐教。

编　者

2013 年 10 月

目　　录

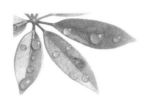

第 **1** 章
绪 论

1. 错𬌗畸形的概念。
2. 错𬌗畸形的发病率及危害。
3. 错𬌗畸形的常用矫治方法。
4. 错𬌗畸形的矫治标准和目标。

口腔正畸学的主要任务就是对错𬌗畸形进行系统地探查、研究,揭示其发生发展规律;通过科学、实用、简便的手段,使还没有发生的错𬌗畸形得到预防和遏制;使已经发生的错𬌗畸形经过矫治达到或接近正常,满足人们对口腔颌面部的生理健康和美的需求。

一、口腔正畸学的几个基本概念

1. 口腔正畸学(orthodontics) 是研究错𬌗畸形的病因机制、诊断分析及其预防和治疗的一门学科,也是口腔医学的一个分支学科。

2. 错𬌗畸形(malocclusion) 是指儿童在生长发育过程中,由先天的遗传因素或后天的环境因素(如疾病、口腔不良习惯、替牙异常等)导致的牙齿、颌骨、颅面的畸形(如牙齿排列不齐、上下牙弓间的𬌗关系异常、颌骨大小形态位置异常等)。世界卫生组织把错𬌗畸形定义为"牙面异常"(handicapping dentofacial anomaly)。

3. 个别正常𬌗(individual normal occlusion) 有轻微的错𬌗畸形,但不影响正常的生理功能活动,都可确定为正常𬌗,而这种正常范畴内的个体𬌗,彼此之间又有所不同,故称为个别正常𬌗。

4. 理想正常𬌗(ideal normal occlusion) 由 Angle 提出来的概念,即上下颌牙齿完整,牙齿在上下牙弓上排列得很整齐,上下牙的尖窝关系完全正确,上下牙弓的𬌗关系非常理想,称为理想正常𬌗。

►链接
近代口腔正畸学的奠基人——Angle

美国学者 Angle 是公认的口腔正畸学奠基人。他对口腔正畸学的突出贡献是:把口腔正畸学从口腔医学中分离出来,形成口腔医学新的分支学科;创立了简明易学的 Angle 错𬌗畸形分类法,并得以广泛使用;创立了固定矫治器的矫治体系,沿用至今。

二、口腔正畸学的发展史

公元前 460 ~ 前 377 年,古希腊学者 Hippocrates 对牙颌颅面畸形已有论述。公元 1 世纪时,罗马医生 Celsus 教人用手指矫正错位牙,被认为是最早的矫治技术。1728 年,法国医师 Fauchard 首先报道使用机械性矫正器。1771 年,英国 Lfunter 出版了第一本包含口腔正畸内容的书籍。

近代口腔正畸学的发展始于 19 世纪末 20 世纪初。美国学者 Edward H. Angle 不但创立了口腔正畸学,提出了 Angle 错𬌗畸形分类法(1899),而且先后于 1907、1912、1915 年提出了 E 型弓、钉管弓(pin and tube appliance)、带状弓(ribbon arch appliance)矫治技术,并在 1928 年发表了有关方丝弓矫治技术(edgewise appliance)理论,确立了固定矫治器的矫治体系。这项技术至今仍被世界各国广泛应用。Angle 为近代口腔正畸学的发展和矫治技术奠定了基础。此外,Angle 还培养了一批优秀学生,把他所创立的固定矫治技术加以改进和完善,使之更具科学性和实用性。1940 年,美国 Tweed 医生提出的减数拔牙矫治理论,不但改变了人们对面部审美的观念,也极大地降低了错𬌗复发率;1961 年,澳大利亚 Begg 医生以差动力作为理论基础,提出了 Begg 细丝弓矫正技术;1976 年,美国 Andrews 医生发表的预成序列弯曲方丝弓矫正技术(straight wire technics),使固定矫治技术迈入了直丝弓矫治时代。

在口腔正畸的发展过程中,欧洲学者们以口周肌力为矫治力源,在功能性矫正器应用方面,做出了明显贡献。1936 年挪威的 Andresen 和 Houpl 首先提出的 Activator 功能矫正器,1950 年 Balters 发明的 Bionator 及 1960 年德国 Frankel 设计的功能矫正器,已成为现代错𬌗畸形矫治技术的另一个重要组成部分。

中国口腔正畸学的发展,因历史原因远落后于世界发达国家。新中国成立以后,以毛燮均、陈华等为代表的老一辈学者们,开创了中国的口腔正畸事业。他们为口腔正畸学科的建设、人才的培养、正畸技术的发展做出了杰出的贡献。毛燮均教授在北京医学院建立了我国第一个口腔正畸专科诊室;他从演化、遗传等生物学的角度研究了错𬌗畸形的发生、发展,为口腔正畸学注入了新的生物学内容;他还提出了以症状、机制、矫治原则三结合的毛氏错𬌗畸形分类法。我国 20 世纪 50 年代至 70 年代初,临床上矫治错𬌗畸形主要以活动矫治技术为主。因此,在活动矫治器矫治各类错𬌗畸形上,我国具有独特的经验。70 年代末,我国开始成立了独立的口腔正畸学教研室,并正式成为国家培养硕士、博士生的学科。80 年代初,方丝弓、细丝弓固定矫正技术在我国开始应用于正畸临床,直丝弓固定矫治技术伴随改革开放浪潮,也得到迅速发展和推广。目前,固定矫治技术已成为我国各级口腔正畸医师矫治错𬌗畸形的主要方法。近年来,一些改良的低摩擦力矫治技术、舌侧矫治技术、无弓丝矫治技术等在临床开始广泛使用。由于我国儿童的错𬌗畸形发生率达 70% 左右,随着生活及文化水平的不断提高,要求正畸治疗的儿童越来越多,因此,加速发展我国口腔正畸学事业,提升正畸诊疗水平是一项非常重要的工作。

➡链接

中国口腔正畸的奠基人——毛燮均

毛燮均教授是我国口腔正畸学的奠基人。他创立了中国第一个口腔正畸专科诊疗室,提出了以症状、发病机制、矫治原则三结合的毛氏错𬌗畸形分类法,为中国的口腔正畸事业做出了巨大的贡献。

三、错𬌗畸形的患病率

错𬌗畸形是口腔科三大常见病(龋齿、牙周病和错𬌗畸形)之一,而且伴随时间的推移,其患病率呈上升趋势。目前,有关错𬌗畸形的流行病学调查尚无统一标准,故错𬌗畸形患病率的相关报道差异较大。国内几个城市错𬌗畸形的调查,虽然均选择个别正常𬌗作为标准,但具体参照的指标和内容不统一,报道结果为 29.33% ~ 48.87%(表 1-1)。

表 1-1 国内报道错𬌗畸形的患病率

调查地区	调查者	调查时间(年)	参照标准	调查人数	患病率
成都市	四川医学院罗宗赉	1956	个别正常𬌗	10 154	29.79%
西安市	第四军医大学口腔系	1959	个别正常𬌗	—	48.00%
上海市	上海第二医科大学口腔系	1960	个别正常𬌗	10 178	29.33%
北京市	北京医学院口腔系	1960	个别正常𬌗	3 669	48.87%
北京市	北京医学院毛燮均等	1955	理想正常𬌗	4 410	91.20%

2000 年,傅民魁教授等对全国 7 个地区 25 392 名青少年、儿童以个别正常𬌗为标准的错𬌗畸形调查,调查结果按 Angle 错𬌗畸形分类法进行分类统计,其结果乳牙期为 51.84%,替牙期为 71.21%,恒牙期为 72.92%。患病率同比 20 世纪 60 年代呈上升趋势。

● **链接**

国外错𬌗畸形知多少?

国外报道的错𬌗畸形发病率(以个别正常𬌗为标准),美国白人 65.3%,美国黑人 73.0%,英国 32.7%,希腊 42.0%,埃及 65.7%,印度 65.5%,土耳其 30.0%,前南斯拉夫 28.0%。

四、错𬌗畸形的危害性

1. 影响𬌗、颌、面的生长发育 儿童在生长发育过程中,由于错𬌗畸形,将影响𬌗、颌面软硬组织的正常发育。如颜面中 1/3 的凹陷和下颌前突畸形、面部发育不对称等。

2. 影响口腔健康 牙齿因拥挤错位不易自洁,易引起龋病及牙周组织炎症,或因牙齿错位而造成牙周创伤等。

3. 影响口腔功能 严重的错𬌗畸形可以影响口腔正常功能。如前牙开𬌗造成发音的异常;后牙锁𬌗、开𬌗可影响咀嚼功能;严重下颌前突则造成吞咽异常;严重下颌后缩则影响正常呼吸;错𬌗畸形还可影响颞下颌关节的功能,造成器质性病变等。

4. 影响容貌美观及心理健康 错𬌗畸形直接影响容貌美观,如开唇露齿、双颌前突、长面或短面畸形等。这类患者常因面部畸形有碍美观而造成极大的心理负担和性格扭曲。

5. 全身性危害 错𬌗畸形不但对牙颌颅面的局部造成危害,而且亦伤及全身。如因咀嚼功能降低引起消化不良及胃肠疾病等。

五、错𬌗畸形的矫治时机

临床上经常见到因误导而延误治疗时机的病例。有些患者若在畸形早期得到及时治疗,可以收到事半功倍的效果,否则,将使畸形更加严重,治疗更加困难。把握矫治时机不仅考虑牙𬌗的发育时期,还应考虑患者的年龄、性别,以及身体健康情况等。

(一)矫治时机与牙𬌗发育期

根据不同牙𬌗发育时期及错𬌗畸形的病因机制,选择性地对其进行及时治疗,是非常重要的。

1. 乳牙𬌗期(3~6岁)

(1)前牙反𬌗,下颌前突。

(2)后牙反𬌗。

(3)严重深覆𬌗,远中𬌗。

(4)凡妨碍𬌗、颌、面正常发育及正常功能的错𬌗畸形,如不良习惯所造成的开𬌗、下颌前突等。

2. 替牙𬌗期(7~12岁)

(1)前牙反𬌗。

(2)后牙锁𬌗,反𬌗。

(3)第一恒磨牙严重错位。

(4)个别牙严重错位(包括因多生牙而引起的)。

(5)上下牙弓间关系错乱。

(6)不良习惯未破除造成的各类错𬌗。

(7)上中切牙间隙在侧切牙已萌出而不能关闭者。

替牙𬌗期因正值颌骨牙弓快速发育期,因此矫治器设计应以不妨碍牙颌生长发育为原则,戴矫治器时间不宜过长,矫治力也应轻柔。

3. 恒牙𬌗期(12~18岁) 第二恒磨牙一般于12岁左右萌出,被认为是矫治的最好时机。因第二恒磨牙萌出后,牙弓及面部宽度基本不再增加,𬌗的发育基本上已达最后阶段;当第三磨牙萌出时,仅有牙弓长度稍有增加,对面部改变影响不大。因此,这个时期的诊断比较容易明确,所以,绝大多数错𬌗畸形应在此期积极进行治疗。

(二)矫治时机与年龄、性别

年龄也是把握矫治时机的重要因素之一。正在生长发育期的儿童骨质生长活跃,矫治效果较好。同时应考虑到错𬌗的类型,如影响生长发育的早期骨性畸形,矫治越早越好。成年后骨质为代偿性增生,颌骨生长发育停止,矫治效果不如儿童好,且时间也长。由于男女青春期的生长发育快速期不同,女孩较男孩早,因此,女孩矫治的时间应比男孩稍早一些。

○**链接**

快速增长期与矫治时机

第一快速期为出生后3周至7个月,此期乳牙萌出;第二快速期为4~7岁,此期第一恒磨牙萌出;第三快速期为11~13岁,此期第二恒磨牙萌出;第四快速期为16~19岁,此期第三恒磨牙萌出;其中的第二、三快速期对口腔正畸临床意义较大。

(三)矫治时机与健康状况

口腔局部和全身的健康状况,对矫治时机、进程及结果有一定的影响。局部和全身状态好,组织变化正常,可以较好地把握其治疗时机和效果。局部的炎症和全身慢性病等,对治疗时机、牙的移动、骨的改建等都有不同程度的影响。一般应进行局部和全身治疗后,再进行矫治为宜。

六、错殆畸形的矫治方法

（一）预防矫治

错殆畸形尚未发生,在牙颌颅面的胚胎发育和后天生长发育过程中,针对可影响其发育而造成错殆畸形的各种先天因素或后天环境因素,采取各种预防措施来防止错殆畸形的发生称为预防矫治。如妊娠期需要注意营养不良、药物使用等对胚胎发育造成的不良影响;儿童龋齿的早期治疗、口腔不良习惯的早期破除、多生牙的及时拔除等措施,也可以预防错殆畸形的发生。

（二）阻断矫治

在错殆畸形发生的早期,通过简单的方法防止错殆畸形向严重发展,将殆颌面的发育导向正常称为阻断矫治。如早期发现牙列严重拥挤,采用顺序拔牙法治疗;早期牙源性前牙反殆,使用简单殆垫舌簧矫正器矫治,防止向严重的骨性畸形发展。

（三）一般矫治

一般矫治是指临床上对大多数错殆畸形采用的常规矫治方法。根据不同牙颌面畸形,选用不同类型的矫治器及矫治技术进行治疗,如可摘矫治器、固定矫治器、功能矫治器等。一般矫治是口腔正畸临床的主流工作,技术难度较大,应由口腔正畸医师实施。

（四）外科矫治

对生长发育已经完成的严重骨性错殆畸形,采用外科手术的方法予以矫正,称为外科矫治,也称正颌外科或外科正畸。一般外科矫治由口腔颌面外科与口腔正畸科医师共同合作完成,以保证其殆关系及颌骨畸形均达到良好的矫正效果。

七、错殆畸形矫治的标准和目标

早期的错殆畸形矫治标准是 Angle 于 1899 年提出,要求矫正要达到"理想正常殆"标准。但是通过大量以此为标准的临床矫治病例观察发现,由于扩大的牙弓不稳定,出现畸形不同程度的复发使矫治失败。实际上现代人类中只有极少数人殆的发育接近理想正常殆,而绝大多正常殆个体均以个别正常殆的形式存在,这符合生物变异的客观规律。因而对于错殆畸形的矫治标准应该是个别正常殆,而不是理想正常殆。

错殆畸形的矫治目标是平衡(harmony)、稳定(stable)和美观(aesthetic)。错殆畸形经过治疗后,牙颌颅面形态和功能取得新的平衡和协调关系,应为前牙覆殆覆盖正常,磨牙关系中性,尖窝关系正常,颌间关系及下颌对颅面关系位置正常。特别要注意的是,不仅是形态的畸形得到矫正,因错殆影响的口颌系统的功能也应得以恢复,而且这种形态和功能的矫正结果必须是稳定和不易复发的。美观作为矫治目标之一是无可厚非的,随着牙颌畸形的矫正,以及牙殆颅面的协调,颜面形态也会得到一定改善,这也是许多患者的初衷。

🔗 **链接**

Tweed 提出的正畸治疗四个目的:①高效率的咀嚼功能;②稳定正常的牙列关系;③健康的口腔周围组织;④谐调的容貌。

八、口腔正畸学的相关学科

口腔正畸学属于口腔科学的分支学科,与其他口腔专业学科有着密切的关系。如正畸治疗中常出现殆创伤、口腔卫生不良或某些错殆畸形造成的牙周疾病,都要通过牙周病科进行治疗;颞下颌关节紊乱病常由错殆畸形导致,因而正畸治疗常成为颞下颌关节紊乱病的治疗方法之一;而严重的骨性错殆畸形,则必须与口腔颌面外科共同完成外科正畸。

口腔正畸学与一般医学基础学科及生物学科也有着广泛的联系。由于错殆畸形大多在儿童生长发育过程中形成,因而儿童正常的牙颌颅面生长发育,成为口腔正畸学的重要基础内容。错殆畸形的形成有明显的演化、遗传因素,故遗传学及牙科人类学与口腔正畸亦密切相关。此外,由于口腔正畸的过程是牙齿颌骨接受各种矫治力的过程,因而生物力学内容,又成为口腔正畸矫治基础和临床研究中的重要方面。牙齿受力后牙周膜及牙槽骨组织发生一系列(包括生理生化的生物特征等)变化,而成为牙齿移动生物学的专门内容。

➡链接

殆的建立需多长时间?

婴儿时期牙齿未萌出之前,口腔内也没有殆关系,出生后 6 个月左右乳牙萌出时开始建殆,直到第三恒磨牙萌出时才算完成建殆。

口腔正畸学的发展一直与材料学及新科技的发展紧密相关。如黏合材料、金属矫正弓丝材料、生物陶瓷材料的发展也促进了口腔正畸的发展。近年来,计算机技术迅猛发展,3D技术已经应用到口腔医学领域,同时也应用到错殆畸形的诊断分析、矫治设计、矫治器制作、预后等研究领域;相信在不久的将来,3D 技术将会在口腔正畸领域得到更加广泛的应用。

目 标 检 测

A₁ 型题

1. 提出"理想正常殆"的学者是
   A. Andrews　　　B. Angle
   C. Tweed　　　　D. Begg
   E. Frankel

2. 乳牙殆时期牙源性反殆使用简单殆垫舌簧矫治器矫治,属于
   A. 预防性矫治　　B. 阻断矫治
   C. 常规矫治　　　D. 外科矫治
   E. 功能矫治

3. 口腔不良习惯的早期破除属于
   A. 预防性矫治　　B. 阻断矫治
   C. 常规矫治　　　D. 外科矫治
   E. 功能矫治

4. 滞留乳牙及时拔除属于
   A. 预防性矫治　　B. 阻断矫治
   C. 常规矫治　　　D. 外科矫治
   E. 功能矫治

5. 错殆畸形的矫治目标是
   A. 平衡　　　　　B. 美观
   C. 功能　　　　　D. 整齐
   E. 稳定

第**2**章

错𬌗畸形的病因与形成机制

1. 错𬌗畸形的遗传因素。
2. 错𬌗畸形的环境因素。
3. 错𬌗畸形的形成机制。

错𬌗畸形是多种因素或多种机制共同作用的结果,其病因和形成机制是错综复杂的。错𬌗畸形的病因可分为遗传因素和环境因素两大类。这些因素通过影响口腔颌面部的骨骼、牙齿和软组织的生长发育,使其发生异常改变,继而形成错𬌗畸形。科学准确地揭示错𬌗畸形的病因和形成机制,对正确诊断,合理制订矫治方案,以及对治疗效果和预后都十分重要。

第 1 节 错𬌗畸形的病因

一、遗 传 因 素

(一)种族演化

在人类数十万年的演化过程中,从爬行到直立行走的行姿改变,从生食到熟食的饮食改变,导致颌骨及咀嚼器官总体呈现退化的趋势。由于咀嚼肌、颌骨和牙齿的不平衡退化,造成牙量大于骨量等不协调现象,错𬌗畸形随之发生。所以,随着人类种族演化的发生、发展,错𬌗畸形也相应从无到有,从轻到重。这就是现代人类错𬌗畸形形成的历史背景(图2-1)。

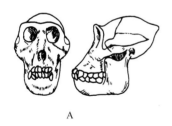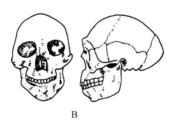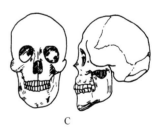

图 2-1 人类进化过程中头骨的比较

A. 类人猿;B. 北京猿人;C. 现代人

链接

人类进化与错𬌗畸形的发生发展

据考古资料及错𬌗畸形的调查统计资料表明,从古人类到现代人,错颌畸形从无到有,患病率从少到多,至今已经成为现代人类的普遍现象。80万~50万年前的古人头骨上未发现错𬌗,10万年前尼安德特人头骨上有轻微错𬌗,殷墟人错𬌗占28%,而现代人类错𬌗约占67%。

（二）个体发育

从个体发育（individual development）的角度来看，现代人类中只有少数人的牙齿排列比较整齐，上下颌牙齿的咬合关系在正常范围内；而多数人则有不同程度的错𬌗畸形，这与双亲的遗传有关。双亲的错𬌗畸形特征遗传给子女，子女出现像父母一样的错𬌗畸形特征；但也有子女并不完全像父母的，这与变异和环境有关。

遗传因素在错𬌗畸形的病因中占比例较高。遗传性错𬌗畸形矫治难度较大，所需要的矫治时间和矫治结束后的保持时间均较长，应争取及早进行矫治，且有可能分期治疗。成年后必要时配合外科治疗，才能收到较好的矫治效果。

→ 链接 ──────────────────────────────

咀嚼器官的遗传特性

Hughes 发现咀嚼器官的退化性性状在遗传中占优势。例如，父母中有一方的上颌牙弓狭窄，则子女的上颌牙弓多表现为牙弓狭窄；Moore 也发现，若父母的一方或双方存在下颌发育不足时，则下颌发育不足的遗传甚为显著；若父母的一方或双方表现为下颌发育过度时，则下颌发育过度的遗传趋势较小；这都反映出咀嚼器官以退化性性状占优势的特点。

──────────────────────────────

二、环 境 因 素

（一）母体因素

母亲妊娠时的状态，影响着胎儿的发育。妊娠初期患病，如风疹、梅毒及其他传染病，或受到大量放射线照射等，都容易影响胎儿颌面部的正常发育造成错𬌗畸形，或表现为骨钙化不良、牙齿钙化萌出异常、乳牙牙根异常吸收、牙齿发育不全等。

（二）胎儿因素

胎儿在子宫内的生长发育出现异常，如羊水压力失常、胎位不正、脐带缠绕等，都可因颜面部受到异常外力的作用，引起颌面部发育受阻或两侧发育不对称。

（三）发育障碍及缺陷

1. 牙齿数目异常 牙齿数目异常可表现为多生牙（supernumerary tooth）和先天性缺失牙（congenital missing tooth）。多生牙无论其是否萌出，均有可能挤占恒牙的位置，引起恒牙的错位萌出或阻生，造成牙列拥挤；先天性缺失牙常见于恒牙列，致牙列间隙和上下牙弓、颌骨不协调，甚至影响口腔功能和面部美观。

2. 牙齿大小形态异常 牙齿巨大，多见于上颌中切牙或侧切牙，使牙量大于骨量，形成上颌前牙前突或拥挤；牙齿过小，多见于上颌侧切牙，使牙量小于骨量，形成牙列间隙；牙齿形态异常最常见于切牙和尖牙，呈圆锥形；此外一些因发育缺陷引起的牙体形态异常，如牙釉质缺损、牙瘤、融合牙等，均可造成错𬌗畸形。

3. 乳牙早失 乳牙在正常替换前，因龋病、外伤及其他原因丧失或拔除，称乳牙早失。乳牙除咀嚼功能外，在引导恒牙萌出、保持牙弓长形态、促进颌骨发育、维持正常颌间关系等起着重要作用。乳牙早失后，缺隙被邻牙占据，可致继替恒牙阻生或错位萌出。乳牙早失发生得越早，造成恒牙错位萌出的频率则越高，早失 2 年以上者均有错位萌出发生。

乳牙早失与错𬌗形成

下乳尖牙早失,可使下切牙舌侧移位,造成前牙深覆盖;第二乳磨牙早失,可使第一恒磨牙向近中倾斜或移位,造成牙弓长度不足,如果此时第一恒磨牙已建立牢固的中性𬌗关系(尖窝锁结关系),则不会减少牙弓的长度;上颌乳磨牙早期缺失,可使上切牙及乳尖牙向远中及舌侧移位,而与下前牙成对刃𬌗或反𬌗关系;下颌乳磨牙过早缺失,则下切牙及乳尖牙可能向远中及舌侧移位,使前牙覆𬌗、覆盖加深。多数乳磨牙早失会影响颌骨的发育。

4. 乳尖牙磨耗不足 由于各种原因乳尖牙磨耗过少,高出牙弓𬌗平面。咬合时,乳尖牙可能产生早接触而引起创伤性疼痛。为了避免这种创伤性疼痛刺激,患儿在咬合时本能性地使下颌向前方或侧方移动,日久便形成下颌前突、偏𬌗或反𬌗畸形。

5. 乳牙滞留 乳牙逾期不脱落即为乳牙滞留。乳牙滞留常使继替恒牙萌出受阻,可能出现埋伏阻生、错位萌出或萌出顺序异常,造成牙齿排列及𬌗关系的紊乱。

6. 恒牙萌出顺序紊乱 在正常情况下恒牙萌出顺序,上颌为第一磨牙、中切牙、侧切牙、第一前磨牙、第二前磨牙、尖牙、第二磨牙及第三磨牙(6、1、2、3、4、5、7、8),下颌为第一磨牙、中切牙、侧切牙、尖牙、第一前磨牙、第二前磨牙、第二磨牙及第三磨牙(6、1、2、3、4、5、7、8)。正常的萌出顺序有助于正常𬌗关系的建立,反之亦然。一般来说,下颌牙都比上颌同名牙萌出稍早。若上颌第一磨牙在下颌第一磨牙之前萌出,有可能形成远中错𬌗畸形;上颌第二磨牙比前磨牙或尖牙早萌,使上颌第一磨牙向近中倾斜,缩短了上牙弓的长度,会使后萌的牙齿因间隙不足而拥挤错位。

7. 恒牙早失 恒牙早失常使邻牙向缺隙倾斜、对𬌗牙伸长,以及出现散在牙间隙等,影响儿童颌骨的发育,形成错𬌗畸形(图 2-2)。

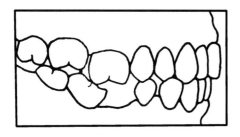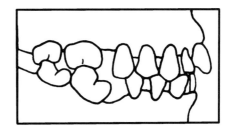

图 2-2 第一磨牙早失后引起的牙移位及𬌗关系变化

第一磨牙早失与错𬌗畸形

由于第一磨牙萌出早,龋患率较高,故易早失,其危害也最严重。可造成牙弓的近远中关系失调;缺隙远中牙近中倾斜,邻接点接触不正;前磨牙向远中倾斜移动;第二磨牙早萌,同时向近中倾斜;切牙可能发生舌向移位;对𬌗牙伸长,咬合关系紊乱。如为单侧第一磨牙缺失,患者可形成偏侧咀嚼习惯而偏颌畸形。

8. 舌形态异常 舌占据固有口腔,与唇颊肌保持功能平衡,维持牙列于中性区。巨舌症患者,由于舌体大而对牙弓产生持久的压力,使牙弓扩大,尤其是下牙弓扩大明显,出现大量散在牙间隙,下前牙被推向前形成反𬌗;舌体停留在上下颌牙齿之间形成开𬌗。小舌症临床较少见,因患者舌体过小,不能构成对牙弓的生理性压力,而形成牙弓狭窄或牙列拥挤。

9. 唇系带异常 上唇系带附着异常是造成上中切牙牙间隙的原因之一。婴幼儿在发育过程中,唇系带自行萎缩,否则可造成上中切牙间隙。

10. 唇裂和腭裂 唇腭裂患者因颌骨及上唇发育缺陷,常合并严重错殆。如侧切牙先天性缺失,中切牙或尖牙的易位、埋伏等。由于裂隙的存在,可使上颌骨发育不足,上颌弓狭窄或后缩导致反殆。唇腭裂术后由于唇及上腭的瘢痕组织的影响,造成上颌骨发育不足,往往加重了错殆畸形。

(四) 功能因素

1. 吮吸功能 婴儿出生后就有吮吸功能,其下颌处于远中位置,借助哺乳来调整。正常的母乳喂养,能给下颌以适当的刺激,使下颌从远中向前调至中性位置。人工喂养婴儿,若奶嘴开孔过大或过小,奶瓶位置或喂养姿势不正确,可使婴儿下颌前伸不足或前伸过度,造成下颌后缩或下颌前突畸形。

2. 咀嚼功能 咀嚼功能的充分发挥,是预防错殆畸形自然而有效的方法。否则,儿童牙颌系统的发育由于缺乏足够的生理刺激,殆、颌、面得不到充分发育,引起错殆畸形。

3. 吞咽功能 婴儿吞咽时舌体位于上下牙槽嵴之间,并在吞咽时与唇颊肌保持接触。这种婴儿式吞咽如果在牙齿萌出后继续保留则会使舌体位于上下牙列间,上下唇不能闭合,唇颊肌对牙弓的压力减小,牙弓内外失去正常动力平衡,形成前牙开殆,或下颌后缩等畸形。

4. 呼吸功能 慢性鼻炎、鼻窦炎、鼻甲肥大及鼻肿瘤等上呼吸道阻塞性疾病,使鼻腔通气阻力增大,迫使以口代鼻呼吸。口呼吸时,气流通过口腔,使腭顶在生长发育中不能下降,导致腭盖高拱,上牙弓狭窄,前牙拥挤或前突。睡眠时口呼吸,舌及下颌后退,形成下颌后缩畸形。当扁桃体肥大时,咽腔变窄,为了减轻呼吸困难,舌体必须前伸,舌根离开会厌,带动下颌向前,造成下颌前突畸形。

(五) 疾病因素

1. 急性传染病 儿童期发生的伴有高热的出疹性急性传染病,如麻疹、水痘、猩红热等,这类疾病可影响全身骨骼系统的正常发育,同时可引起同源于上皮系统的牙釉质发育不全及牙体形态异常。

2. 慢性消耗性疾病 生长发育期罹患消化不良、胃肠炎、结核病等慢性长期消耗性疾病,能降低食物的同化作用,破坏机体的营养状况,妨碍颌骨的生长发育和牙齿的萌出替换,造成错殆畸形。

3. 佝偻病 患佝偻病的儿童约 70.8% 有不同程度的错殆畸形。主要表现在上牙弓狭窄,腭盖高拱,上前牙拥挤、前突和开殆等。此外,还可能导致乳牙及恒牙萌出迟缓。

4. 垂体功能异常 垂体是直接调节生长发育的内分泌腺,在发育期,其功能的异常将直接影响牙齿和骨骼的生长发育。当垂体功能亢进时,可引起上颌前突,上下颌牙弓发生错位,严重者可能成为全牙弓反殆。腺垂体功能不足,可引起垂体性侏儒症。患儿骨骼发育明显迟缓,下颌骨较小,牙弓狭窄,腭盖高拱;牙齿萌出迟缓,牙槽骨发育不全。

5. 甲状腺功能异常 甲状腺功能亢进时,乳牙、恒牙均早萌,乳牙根吸收缓慢,乳牙滞留,牙齿呈青白色。甲状腺功能不足时,患者骨骼生长迟缓,呈伸舌样痴呆面容,局部表现为牙弓狭窄,腭盖高拱,下颌发育不足;牙齿拥挤错位,牙齿萌出迟缓,萌出次序紊乱,乳牙滞留,恒牙根吸收,牙齿发育不良,牙槽骨钙化不全。

6. 营养不良性疾病 儿童在生长期营养不良,如缺乏维生素、蛋白质、脂肪、糖类、必要的矿物质等营养物质,会影响身体包括牙、颌、面的正常生长发育,造成营养不良性发育畸形。

（六）口腔不良习惯

1. 吮指习惯 一般认为在 2 岁以前的吮指不属于口腔不良习惯,如果这种动作持续到 3 岁以后,就可能产生不良后果,导致明显的错𬌗畸形。吮指习惯所造成错𬌗畸形的类型与吮指部位、颊肌收缩的张力及吮吸时的姿势有关,其严重程度与吮吸的力量、持续时间、频率等因素有关,吸吮拇指可造成前牙区圆形开𬌗,上颌前牙前突,上颌牙弓狭窄开唇露齿等错𬌗畸形(图 2-3)。

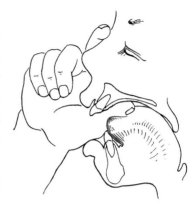

图 2-3 吮拇动作对上下前牙、上颚、
舌及下颌位置的影响

2. 咬物习惯 多见咬铅笔、指甲,还可见咬衣角、被角、枕角等。因咬物固定在牙弓的某一部位,常形成该部位的小开𬌗,开𬌗大小和形状与所咬硬物形态相似。有些患儿咬衣物时习惯于用前牙咬住而用手抓紧衣物向前用力撕扯,可使上前牙唇向倾斜而造成前牙深覆盖。

3. 咬唇习惯 咬唇习惯多发生在 6 ~ 15 岁,多数情况是咬下唇。咬下唇增加了对上前牙舌侧的压力及对下前牙唇侧的压力,使上前牙向唇侧倾斜移位出现牙间隙,阻碍下牙弓及下颌向前发育并压下前牙向舌侧倾斜移位呈拥挤状态,在上下前牙之间形成深覆盖。患者颜面表现为开唇露齿,上唇短而厚,上前牙前突和下颌后缩等症状。咬上唇习惯错𬌗畸形机制于咬下唇相反,表现为前牙反𬌗、上前牙舌倾、下颌前突等。

4. 舔牙习惯 舔牙习惯可增大舌肌对牙齿的作用力,使局部牙齿倾斜,出现牙间隙,严重时形成深覆盖或反𬌗。如果同时舔上下牙则形成双颌前突。

5. 吐舌习惯 吐舌习惯大多引起开𬌗畸形,有时因舌肌对切牙舌面的压力增大,可造成前牙唇倾并出现散在间隙。吐舌习惯常伴有下颌前伸动作,故除因舌肌的垂直压力造成前牙开𬌗外,也可能形成下颌前突。

6. 偏侧咀嚼习惯 由于单侧后牙发生龋坏、缺失或错𬌗问题而产生偏侧咀嚼,导致下颌向健侧偏移,牙弓向健侧旋转,造成健侧后牙对𬌗或反𬌗,健侧后牙远中错𬌗,患侧趋于近中关系,下前牙中线向健侧偏移,健侧发育良好,患侧失用性萎缩。出现颜面左右两侧不对称。

7. 托腮及单侧枕物习惯 儿童在读书或思考问题时经常用手托腮或撑托颊部,睡眠时经常将手、肘、拳枕在一侧脸下,如此形成习惯,就会影响𬌗、颌、面的正常发育及面部的对称性。

（七）外伤及不良修复体

1. 外伤 分娩时造成的损伤,可能使胎儿颌面部发生畸形,表现为下颌前突、后缩或狭窄等。乳牙外伤可引起恒牙的早萌、埋伏、易位及错位萌出。恒牙外伤可致恒牙牙折、脱位,造成牙列缺损畸形。严重的口腔颌面部损伤可造成软硬组织的缺损,导致𬌗、颌、面的畸形。

2. 不良修复体 不良修复体可导致殆关系紊乱,固定修复体如果殆面抬高早接触,可引起其他牙齿开殆;如果修复体殆面降低缺乏接触,可使其他牙齿过长或移位;可摘义齿的固定卡环对牙齿的卡抱过紧,可造成固位基牙的牙体损坏或牙齿移位。

第2节 错殆畸形的形成机制

一、错殆形成的牙齿因素

由于咀嚼器官在进化过程中,肌肉、颌骨、牙齿的退变不是同步的,因此,会出现牙量与骨量不协调现象。一般多为牙量相对大于骨量,致使牙位及殆关系受到影响,常表现为牙齿拥挤、阻生及前突;乳牙早失及其恒牙萌出顺序的异常,常致错殆畸形;牙齿数目的异常,牙齿大小、形态及结构的变异也是形成错殆畸形的一些发生因素。

二、错殆形成的肌肉因素

舌肌、表情肌和咀嚼肌对引导牙齿的生长排列、稳定平衡起着重要作用,这些肌肉的形态和功能变异将影响牙齿的位置及咬合关系。如唇在垂直高度的变异,以及在近远中方向的异常,不但会影响切牙位置及其倾斜度,而且会对牙弓的近远中关系产生影响。舌肌向外的力量与唇颊肌向内的力量在牙弓内外两侧保持平衡,这种平衡对牙弓保持正常的位置和形状起着决定性作用。当这个平衡被打破则发生错殆畸形。

三、错殆形成的骨骼因素

（一）颌骨相对于颅骨的关系

上下颌骨相对于颅底会产生前后向、垂直向、侧向变异,当引起这些部位的错殆畸形因素存在时,就会产生相应的颅、颌、面畸形。

（二）上下颌骨间的相互关系

根据牙尖交错位时上下颌骨间的前后位置关系将骨骼关系分为三类。

1. I 类骨骼关系 牙尖交错位时上下颌骨处于较理想的近远中关系。

2. II 类骨骼关系 牙尖交错位时下颌骨处于远中。

3. III 类骨骼关系 牙尖交错位时下颌骨处于近中。

（三）牙槽骨与颌骨的相互关系

上下颌骨的关系限定了牙槽骨和牙弓关系,牙弓与牙槽骨的关系应与颌骨关系相匹配。如果上下颌骨关系不协调,会引起牙槽骨、牙弓的关系不协调,也会导致错殆畸形。因此,颌骨、牙槽骨的发育情况,很大程度上决定了上下牙弓是否能形成正常的殆关系,牙齿是否能排列整齐。

目 标 检 测

A₁ 型题

1. 佝偻病是营养不良性疾病,主要是因为

  A. 维生素 A 缺乏   B. 维生素 B 缺乏

  C. 维生素 C 缺乏   D. 维生素 D 缺乏

  E. 维生素 K 缺乏

2. 正常吞咽动作的完成,不需要哪项参与

A. 咀嚼肌的作用

B. 上下牙弓紧密咬合在牙尖交错位

C. 上下唇肌闭合

D. 舌体位于牙弓之内与牙齿舌面和硬腭接触

E. 面部表情肌

3. 种族演化引起错𬌗畸形属于病因中的

  A. 遗传因素　　　　　B. 环境因素

  C. 先天因素　　　　　D. 后天因素

  E. 功能因素

4. 咀嚼器官退化的顺序是

  A. 肌肉、牙齿、颌骨

  B. 牙齿、颌骨、肌肉

  C. 牙齿、肌肉、颌骨

  D. 颌骨、肌肉、牙齿

  E. 肌肉、颌骨、牙齿

5. 下列哪一项与错𬌗形成关系不大

  A. 精细柔软的食物

  B. 胚胎及婴儿期维生素缺乏

  C. 慢性扁桃体肥大

  D. 人类进化

  E. 肥胖

6. 吮拇指习惯易造成

A. 前牙反𬌗　　　　　B. 深覆𬌗

C. 前牙梭形开𬌗　　　D. 前牙圆形开𬌗

E. 以上都不是

7. 伸舌习惯易造成

  A. 牙列拥挤　　　　　B. 深覆𬌗

  C. 前牙开𬌗　　　　　D. 后牙反𬌗

  E. 偏𬌗

8. 咬上唇习惯易造成

  A. 前牙反𬌗　　　　　B. 后牙反𬌗

  C. 前牙深覆盖　　　　D. 开𬌗

  E. 下颌后缩

9. 口呼吸习惯可有如下表现除外

  A. 后牙反𬌗　　　　　B. 腭盖低平

  C. 打鼾　　　　　　　D. 上牙列拥挤

  E. 下颌后缩

10. 关于错𬌗畸形的遗传描述错误的是

  A. 错𬌗畸形的退化性性状在遗传中占优势

  B. 具有遗传倾向的错𬌗畸形矫治难度大

  C. 遗传性反𬌗早期无需矫治

  D. 遗传性错𬌗畸形矫治后需要较长的保持期

  E. 具有遗传倾向的错𬌗畸形矫治需要考虑生长发育因素

第3章
错𬌗畸形的临床表现及分类

1. 错𬌗畸形的临床表现形式。

2. Angle 错𬌗畸形分类法。

3. 毛燮均错𬌗畸形分类法。

错𬌗畸形的临床表现形式多种多样,简单的表现为个别牙的错位,复杂的表现为牙弓、颌骨及颅面的畸形。

第1节 错𬌗畸形的临床表现形式

一、个别牙错位

个别牙错位是指个别牙偏离正常位置,出现唇(颊)向错位、舌(腭)向错位、近中错位、远中错位、高位、低位、旋转、斜轴、易位等。临床上常见两种或两种以上的错位同时发生(图 3-1)。

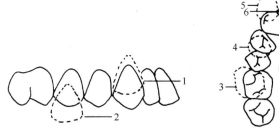

图 3-1 个别牙错位

1. 低位;2. 高位;3. 颊向;4. 远中;5. 唇向;6. 舌向(腭向);7. 唇向;8. 旋转;9. 近中;10. 腭向(舌向)

二、牙弓形态及牙齿排列异常

(1)牙弓狭窄:常伴发牙齿拥挤错位,牙弓形态异常,如尖窄型牙弓、方形牙弓,在上牙弓还可见腭盖高拱等(彩图 1)。

(2)牙弓宽大:可伴发牙齿间散在间隙(彩图 2)。

(3)牙弓不对称:由于牙弓左右两侧不对称,常可造成上下牙弓关系异常(图 3-2)。

三、拾、颌、面关系异常

（1）前牙反拾（彩图3）。

（2）前牙反拾，近中错拾，下颌前突（彩图4）。

（3）前牙深覆盖，远中错拾，上颌前突（彩图5）。

（4）上下牙弓前突，双颌前突（彩图6）。

（5）一侧反拾，颜面不对称（彩图7）。

（6）前牙深覆拾，面下1/3高度不足（彩图8）。

（7）前牙开拾，面下1/3高度增大（彩图9）。

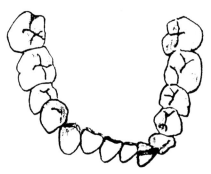

图 3-2　牙弓左右不对称

第 2 节　错拾畸形的分类

错拾畸形分类的目的是将千变万化的错拾畸形分门别类，使具有某些共同特征的畸形归入一类，便于临床诊疗过程描述、学术交流、深入研究工作。

一、Angle 错拾畸形分类法

Angle 在 1899 年提出了 Angle 错拾畸形分类法，该分类法得到了世界各国的肯定，是目前国际上应用最为广泛的一种分类方法。

Angle 认为上颌骨固定于头颅上，而上颌第一磨牙生长在上颌骨上，其位置相对稳定而不易错位，并认为上颌第一磨牙是建拾的关键，从矢状面上观察，所有错拾都是由于下颌或下牙弓相对于上颌第一磨牙在近远中向错位造成的。因此，他以上颌第一磨牙为基准，将错拾畸形分为三大类型——中性错拾（class Ⅰ，nentroclusion）、远中错拾（class Ⅱ，distoclusion）和近中错拾（class Ⅲ，mesioclusion）。

（一）Angle 第一类错拾——中性错拾

上下颌骨及上下牙弓的近远中关系正常，牙尖交错位时，上颌第一磨牙的近中颊尖咬合位于下第一磨牙的颊沟，即为磨牙中性拾关系。上下第一磨牙中性拾关系时，全口其他牙齿排列正常无错位者，称为正常拾（图3-3）；若牙列中有错位者，则称为第一类错拾或中性错拾。

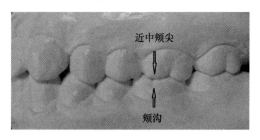

近中颊尖

颊沟

图 3-3　正常拾的磨牙关系

第一类错拾可以表现为前牙拥挤、上牙弓前突、双牙弓前突、前牙反拾及后牙颊、舌向错位等（图3-4）。

（二）Angle 第二类错拾——远中错拾

下牙弓或下颌处于远中位置。若下颌后退1/4个磨牙或半个前磨牙的距离，即上下第

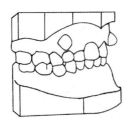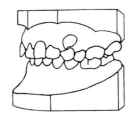

图 3-4　第一类错𬌗

一磨牙的近中颊尖相对,称为轻度远中错𬌗关系;若下颌再后退,使上颌第一磨牙的近中颊尖咬合于下颌第一磨牙与第二前磨牙之间,则为完全远中错𬌗关系。

1. 第二类,第一分类(class Ⅱ,division 1)　磨牙是远中错𬌗关系,上颌切牙唇向倾斜(图 3-5)。

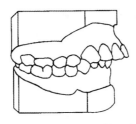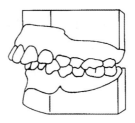

图 3-5　第二类第一分类(Ⅱ¹)

2. 第二类,第一分类亚类(class Ⅱ,division1,subdivision)　磨牙一侧为远中错𬌗关系,另一侧为中性𬌗关系,伴上颌切牙唇向倾斜(图 3-6)。

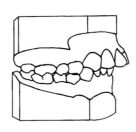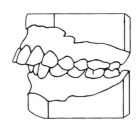

图 3-6　第二类第一分类亚类(Ⅱ¹ˢ)

3. 第二类,第二分类(class Ⅱ,division 2)　磨牙是远中错𬌗关系,上颌切牙舌向倾斜(图 3-7)。

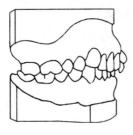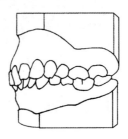

图 3-7　第二类第二分类(Ⅱ²)

4. 第二类,第二分类亚类(class Ⅱ,division 2,subdivision)　磨牙一侧为远中错殆关系,另一侧为中性殆关系,伴上颌切牙舌向倾斜(图 3-8)。

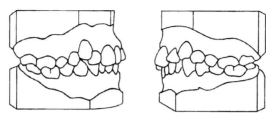

图 3-8　第二类第二分类亚类(Ⅱ²ˢ)

伴随第二类第一分类的症状可能有深覆盖、深覆殆、开唇露齿等,伴随第二类第二分类的症状可能有内倾型深覆殆等。

(三) Angle 第三类错殆——近中错殆

下牙弓或下颌处于近中位置。若下颌前移 1/4 个磨牙或半个前磨牙的距离,即上颌第一磨牙的近中颊尖与下颌第一磨牙的远中颊尖相对,称为轻度的近中错殆关系。若下颌前移 1/2 个磨牙或整个前磨牙的距离,即上颌第一磨牙的近中颊尖咬合在下颌第一磨牙和第二磨牙之间,称为完全近中错殆关系(图 3-9)。

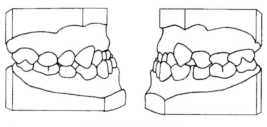

图 3-9　第三类错殆

第三类亚类(class Ⅲ,subdivision):磨牙一侧为近中错殆关系,另一侧为中性殆关系(图3-10)。

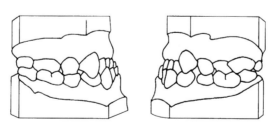

图 3-10　第三类亚类(Ⅲˢ)

伴随第三类错殆的症状,可能有前牙的对刃殆或反殆。

Angle 错殆畸形分类法的记录方法:常用罗马数字表示错殆畸形的类别,用阿拉伯数字表示错殆畸形的分类,用"s"表示错殆畸形的亚类,记录时把阿拉伯数字和"s"标注在罗马数字的右上角。如 Angle 第二类第一分类亚类错殆,应记作:Angle Ⅱ¹ˢ。

→ 链接

Angle 错殆畸形分类法的不足

Angle 错殆畸形分类法虽然很受认可,但仍存有不足:①该分类法以上颌第一磨牙作为基准进行分类,但实践证明,上颌第一磨牙的位置并非恒定不变,它会随着牙弓内、外因素的变化而发生位置的变化。如邻近牙齿缺失,也可发生倾斜或移位。②分类法中没有涉及由于牙量、骨量不协调而造成的错殆畸形,这是现代人类产生错殆畸形的重要机制。③分类中只考虑了牙殆面在近远中方向上的关系不协调,未涉及垂直关系及横向关系的不协调。

二、毛燮均错殆畸形分类法

毛燮均教授在错殆畸形的机制、症状、矫治三者结合的基础上,于1959年提出了毛燮均错殆畸形分类法,经过多年的临床实践,1978年又加以修订完善重新发表。

(一) 第一类——牙量、骨量不调

1. 第一分类(I^1)

主要机制:牙量相对大,骨量相对小。

主要症状:牙齿拥挤错位(图3-11)。

矫治原则:扩大牙弓,推磨牙向后,减数或减径。

2. 第二分类(I^2)

主要机制:牙量相对小,骨量相对大。

主要症状:牙弓有间隙(图3-12)。

矫治原则:缩小牙弓或结合修复治疗。

(二) 第二类——长度不调

1. 第一分类(II^1)——近中错殆

主要机制:上颌或上牙弓长度较小,下颌或下牙弓长度较大,或复合机制。

主要症状:后牙为近中错殆,前牙为对刃殆或反殆,颏部前突(图3-13)。

矫治原则:矫治颌间关系。推下牙弓向后,或牵上牙弓向前,或两者并用。

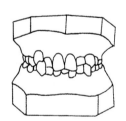

图3-11 第一类第一分类(I^1)

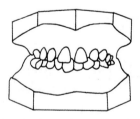

图3-12 第一类第二分类(I^2)

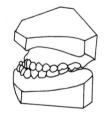

图3-13 第二类第一分类(II^1)

2. 第二分类(II^2)——远中错殆

主要机制:上颌或上牙弓长度较大,下颌或下牙弓长度较小,或复合机制。

主要症状:后牙为远中错殆,前牙深覆盖和深覆殆,颏部后缩(图3-14)。

矫治原则:矫治颌间关系。推上牙弓向后,或牵下牙弓向前,或两者并用。

3. 第三分类（Ⅱ³）

主要机制：上颌或上牙弓前部长度较小，下颌或下牙弓前部长度较大，或复合机制。

主要症状：后牙中性𬌗，前牙反𬌗（图 3-15）。

矫治原则：保持后牙𬌗关系不动，矫治前牙反𬌗。

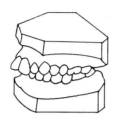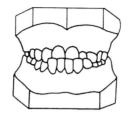

图 3-14　第二类第二分类（Ⅱ²）　图 3-15　第二类第三分类（Ⅱ³）

● 链接

Simon 错𬌗畸形分类法

1992 年，德国正畸学家 Simon 根据头颅测量原理，提出以面部三平面为标准的错𬌗畸形分类法。面部三平面即正中矢状平面、面横平面及眶平面，三个平面互相垂直。Simon 将错𬌗分为前突、后缩、上升、下降、内收及外展。Simon 错𬌗畸形分类法确定了牙颌器官为具有三维方向的立体结构的观点，提高了人们对错𬌗畸形的认识，推进了口腔正畸的发展。

4. 第四分类（Ⅱ⁴）

主要机制：上颌或上牙弓前部长度较大，下颌或下牙弓前部长度较小，或复合机制。

主要症状：后牙中性𬌗，前牙深覆盖（图 3-16）。

矫治原则：保持后牙𬌗关系不动，矫正前牙深覆盖。

5. 第五分类（Ⅱ⁵）

主要机制：上下颌或上下牙弓长度过大。

主要症状：后牙中性𬌗，双颌或双牙弓前突（图 3-17）。

矫治原则：减径或减数，以减少上下牙弓突度，或推上下牙弓向后。

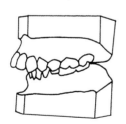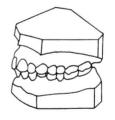

图 3-16　第二类第四分类（Ⅱ⁴）　　图 3-17　第二类第五分类（Ⅱ⁵）

（三）第三类——宽度不调

1. 第一分类（Ⅲ¹）

主要机制：上颌或上牙弓宽度较大，下颌或下牙弓宽度较小，或复合机制。

主要症状：上牙弓宽于下牙弓，后牙深覆盖或正锁𬌗（图 3-18）。

矫治原则：缩小上牙弓宽度，或扩大下牙弓宽度，或两者并用。

2. 第二分类（Ⅲ²）

主要机制：上颌或上牙弓宽度较小，下颌或下牙弓宽度较大，或复合机制。

主要症状:上牙弓窄于下牙弓,后牙对刃𬌗、反𬌗或反锁𬌗(图3-19)。

矫治原则:扩大上牙弓宽度,或缩小下牙弓宽度,或两者并用。

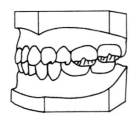 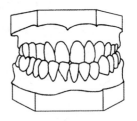

图3-18　第三类第一分类(Ⅲ¹)　　　图3-19　第三类第二分类(Ⅲ²)

3. 第三分类(Ⅲ³)

主要机制:上下颌或上下牙弓宽度过小。

主要症状:上下牙弓狭窄(图3-20)。

矫治原则:扩大上下牙弓宽度,或用功能训练矫治法,并加强营养及咀嚼功能,以促进颌骨及牙弓的发育。

(四) 第四类——高度不调

1. 第一分类(Ⅳ¹)

主要机制:前牙牙槽过高,后牙牙槽过低,或复合机制。

主要症状:前牙深覆𬌗,可能表现出面下1/3过低(图3-21)。

矫治原则:压低前牙,或升高后牙,或两者并用。

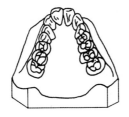 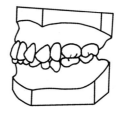

图3-20　第三类第三分类(Ⅲ³)　　　图3-21　第四类第一分类(Ⅳ¹)

2. 第二分类(Ⅳ²)

主要机制:前牙牙槽过低,后牙牙槽过高,或复合机制,或有颌骨畸形。

主要症状:前牙开𬌗,可能表现出面下1/3过高(图3-22)。

矫治原则:压低后牙,或升高前牙,或两者并用,或需矫治颌骨畸形。

(五) 第五类——个别牙齿错位

主要机制:由局部变化所造成的个别牙齿错位,不代表𬌗、颌、面的发育情况,也没有牙量骨量的不调。

主要症状:一般错位表现有舌向、唇颊向、近中、远中、高位、低位、转位、易位、斜轴等情况。有时几种情况同时出现,例如,唇向-低位-斜轴等(图3-23)。

矫治原则:根据具体错位情况进行个别矫治。

(六) 第六类——特殊类型

凡不能归入前五类的错𬌗畸形统属此类,可根据具体错𬌗情况进行具体的矫治。

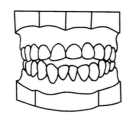　　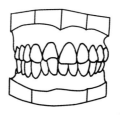

图 3-22　第四类第二分类（Ⅳ²）　　　　图 3-23　第五类（Ⅴ）

➡链接

毛燮均错殆畸形分类法的评价

毛燮均错殆畸形分类法,体现了牙量与骨量不调这一现代人类错殆畸形的重要机制,考虑到牙颌面在三维方向上的关系,对错殆的分类体现了咀嚼器官的立体结构,而且以长、宽、高三个方向的不调为重要分类内容,与错殆临床表现具体结合,达到理论与实践的统一。但毛燮均错殆畸形分类法中某些重要的常见错殆,如 Angle 第二类第二分类错殆、后牙开殆等,在该分类法的条目中未被列出,反映出该分类法仍存在一定的片面性。

毛燮均错殆畸形分类法临床记录方法:用罗马数字表示错殆畸形的类别,用阿拉伯数字表示错殆畸形的分类,如毛氏一类一分类错殆畸形记作 I^1,毛氏二类五分类错殆畸形记作 $Ⅱ^5$ 等。复合类型可用加号连接,如 $I^1+Ⅲ^2+Ⅳ^2$ 等,对于复合型畸形,在记录时应把较重的畸形写在前面,把较轻的畸形依次写在后面。

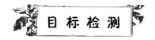

目 标 检 测

A₁ 型题

1. Angle 第一类错殆可以表现为
   A. 前牙拥挤　　　B. 上牙弓前突
   C. 双牙弓前突　　D. 前牙反殆
   E. 以上均是

2. 毛燮均错殆畸形分类法,对于复合型畸形在临床记录时
   A. 应把较重的畸形写在前面,把较轻的畸形写在后面
   B. 应把较轻的畸形写在前面,把较重的畸形写在后面
   C. 应并列写
   D. 不分前后
   E. 具体情况具体分析

3. Angle 错殆畸形分类法的分类基准
   A. 上颌第一磨牙　　B. 尖牙
   C. 第一前磨牙　　　D. 第二前磨牙
   E. 第二磨牙

4. 某患者其磨牙一侧为远中错殆关系,另一侧为中

性殆关系,伴上前牙舌倾,该患者错殆属于
   A. Angle 第一类
   B. Angle 第二类第一分类亚类
   C. Angle 第二类第一分类 Ⅱ 类
   D. Angle 第二类第二分类亚类
   E. Angle 第三类亚类

5. 某患者其磨牙是远中错殆关系,上颌切牙唇向倾斜,该患者错殆属于
   A. Angle 第一类
   B. Angle 第二类第一分类
   C. Angle 第二类第一分类 Ⅱ 类
   D. Angle 第二类第二分类亚类
   E. Angle 第三类亚类

6. 某患者其牙一侧为近中错殆关系,另一侧为中性殆关系,该患者错殆属于
   A. Angle 第一类
   B. Angle 第二类第一分类
   C. Angle 第二类第一分类 Ⅱ 类
   D. Angle 第二类第二分类亚类

E. Angle 第三类亚类

7. 患者主要症状是牙齿拥挤错位,按毛燮均错𬌗畸形分类法,该错𬌗属于
   A. 第一类第一分类
   B. 第一类第二分类
   C. 第二类第一分类
   D. 第三类第一分类
   E. 第四类第一分类

8. 某患者主要症状是后牙中性𬌗、前牙反𬌗,按毛燮均错𬌗畸形分类法进行分类属于第二类

A. 第一分类   B. 第二分类
C. 第三分类   D. 第四分类
E. 第五分类

9. 某患者全牙弓狭窄,按毛燮均错𬌗畸形分类法进行分类属于
   A. 第一类第二分类
   B. 第一类第三分类
   C. 第二类第二分类
   D. 第二类第三分类
   E. 第三类第三分类

第 **4** 章
错殆畸形的检查诊断

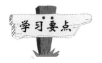

1. 口腔专科检查的主要内容。
2. 全颌曲面断层片的诊断意义。
3. 牙弓长度、宽度和牙弓拥挤度的测量方法。
4. X线头影测量的常用标志点及测量平面。

随着科学技术的进步,对于错殆畸形的检查手段和诊断方法越来越多;同时,患者对矫治效果的要求也不只是早期以获得牙齿整齐为目标,而是希望达到牙齿整齐和颜面美观并重的目标。这就使得错殆畸形的检查和诊断需要考虑得更加全面和细致,以取得医患双方均认可的理想治疗效果。认真采集病史,充分利用现代化手段对矫治对象进行检测,彻底弄清其病因机制,明确诊断,是制定科学、合理、实用矫治计划的前提,也是达到理想矫治目标的保证。

第 1 节　采 集 病 史

一、一 般 记 录

一般记录包括姓名、性别、出生年月日、民族、籍贯、出生地或生长地、职业、联系方式。

二、询 问 病 史

（一）主诉
记录患者就诊的主要目的。

（二）现病史
记录从发病到就诊时病情的发展变化和治疗情况。

（三）既往史

1. 全身病史　生长发育情况,精神状态,以及与错位牙形成和发展有关的全身性疾病史,如佝偻病、营养不良、鼻炎、扁桃体肥大等。

2. 口腔科病史
（1）牙齿矫正史。
（2）牙齿在萌出或替换过程中,有无乳牙早失、乳牙滞留、恒牙早萌等。
（3）曾经有过现在仍存在的口腔不良习惯(如吮指、咬唇、吐舌、口呼吸等)。

3. 家族史　了解患者家族的牙殆情况,判断是否存在遗传因素。

（四）心理及治疗动机分析

1. 患者对错𬌗畸形的心理反应　严重的错𬌗畸形会影响颜面部的美观,常给患者造成一定的心理影响。在对错𬌗畸形患者进行检查诊断时,也应该对其心理状态有一个清晰的判断,以便在治疗过程中对其心理状态进行调整。

2. 患者对于错𬌗矫治的动机　一般需要区分以下两类情形:①因充分认识错𬌗危害而有较强矫治愿望的情形;②因缺乏对错𬌗危害的主观认识而为外力驱动进行矫治的情形。两类情形在临床上由于主观愿望的差别,与医生的配合是不一样的,也即患者的依从性会有所不同。

3. 患者合作程度预测　正畸医生要善于引导患者从被动性治疗动机向主动性治疗动机转化,以获得良好的合作。

●链接

家族性错𬌗畸形遗传的典范

错𬌗畸形的多基因遗传特性,常表现为家族遗传倾向,最典型的例子是德国皇族一家九代,代代都有下颌前突畸形。

第2节　口腔专科检查

一、牙　齿

1. 𬌗的发育期　乳牙期、替牙期、恒牙期。

2. 牙齿的数目、形态及发育有无异常　如多生牙、先天缺失牙、牙体过小、过大或发育异常。

3. 牙齿的排列异常

（1）个别牙错位:如唇(颊)向错位、舌(腭)向错位、扭转、斜轴、移位等。

（2）牙齿的拥挤:用牙弓拥挤度表示,指牙弓应有长度与牙弓现有长度之差(见第3节)。

（3）锁𬌗:后牙颊舌向错位严重,牙尖交错𬌗时无𬌗面接触,若上颌牙舌面与下颌牙颊面接触为正锁𬌗;上颌牙颊面与下颌牙舌面接触为反锁𬌗。

4. 乳牙、恒牙萌出及替换　如乳牙早失或滞留,恒牙早萌、萌出顺序紊乱等。

5. 其他　龋齿、牙周病及口腔卫生情况。

二、牙　弓

1. 上下牙弓的前后向(近远中)关系

（1）磨牙关系:可分为中性𬌗、远中𬌗和近中𬌗。

●链接

𬌗的建立需多长时间?

婴儿时期牙齿未萌出之前,口腔内没有𬌗关系,出生后6个月左右乳牙萌出时开始建𬌗,直到第三恒磨牙萌出时才算完成建𬌗。

（2）上下前牙前后向的覆盖关系：上前牙切端舌侧至下前牙切端唇侧的直线距离，不超过3mm者为正常覆盖，超过3mm以上者称为深覆盖。深覆盖可分为三度。

Ⅰ度深覆盖：覆盖为3～5mm。

Ⅱ度深覆盖：覆盖为5～8mm。

Ⅲ度深覆盖：覆盖为8mm以上。

当下前牙切端位于上前牙切端之唇侧时，称为反覆盖。常在严重的下颌前突前牙反殆时呈现。

2. 上下牙弓的宽度关系　上下牙弓宽度是否协调，上下牙弓后部有否对殆、反殆或锁殆。

3. 上下牙弓的高度关系　上前牙冠覆盖下前牙冠不超过1/3者称为正常覆殆，超过1/3者称为深覆殆。深覆殆可分为三度。

Ⅰ度深覆殆：上前牙牙冠覆盖下前牙超过冠1/3而不足1/2者。

Ⅱ度深覆殆：上前牙牙冠覆盖下前牙超过冠1/2而不足2/3者。

Ⅲ度深覆殆：上前牙牙冠覆盖下前牙超过冠2/3者。

上下前牙牙冠呈切端相对者为对刃殆；上下前牙切端间无覆殆关系，垂直向呈现间隙者为前牙开殆。开殆可分为三度。

Ⅰ度开殆：上下前牙切端垂直向间隙为3mm以内。

Ⅱ度开殆：上下前牙切端垂直向间隙为3～5mm。

Ⅲ度开殆：上下前牙切端垂直向间隙为5mm以上。

4. 上下中切牙间的中线关系　上下中切牙的各自中线与面部中线相比有无偏斜。

● 链接

正中门牙靠不拢其因何在？

上颌两中切牙之间有裂隙不能合拢，其主要原因：①刚萌出不久的两中切牙呈"八"字形，出现间隙是因为未萌出的侧切牙压迫中切牙的远中根部所致，待侧切牙萌出后间隙自动关闭；②上唇系带附着过低，将两中切牙分开，应及早做唇系带矫正术；③上颌骨骨量大于牙量，上颌大部分牙齿均出现间隙，应全牙列矫治。

三、颌部软硬组织

1. 上下颌骨的形态、大小、位置　有无上颌前突或发育不足、下颌前突或后缩。牙槽的突度、基骨的丰满度及腭盖的高度等有无异常。

2. 唇舌系带　唇系带位置是否过低，舌系带是否过短等。

3. 舌体大小　有无异常。

4. 吞咽、发音及咀嚼功能　有无异常。

5. 其他　有无口腔黏膜病变及唇腭裂等。

四、面　　部

1. 面部对称情况　面部两侧上下颌骨、肌肉发育是否对称，颏部是否偏斜。

2. 侧面轮廓是否协调　面中及面下1/3是否前突或后缩。

3. 唇的形态及功能情况　有无短缩、翻卷、开唇露齿等。

什么样的侧貌更诱人？

从侧面观可把面形分为直面形、凹面形、凸面形三种。对成年男性,直面形,且颏部稍前突会显得更美观,更具魅力;对成年女性,轻度凸面形,且颏部稍后缩显得更漂亮、更迷人。

五、颞下颌关节情况

颞下颌关节有无压疼、弹响、开口度及下颌运动异常等。

第 3 节 模型分析

模型分析(model analysis)是指为了方便错𬌗畸形的诊断和矫治设计,对矫治前记存模型上的牙、牙齿排列、牙弓及𬌗关系的观察、测量和分析的过程。这是口腔正畸临床诊断、制定治疗计划中的一个重要步骤。矫治前、中、后所制取的能记录患者牙𬌗情况的模型,称为记存模型(study model)。

一、记存模型的用途

(1) 作为矫治前牙𬌗情况的原始记录。
(2) 是研究分析错𬌗的重要依据。
(3) 是确定治疗计划的依据之一。
(4) 治疗中和治疗后对疗效做对照观察及评估。
(5) 用作学术交流的重要依据。
(6) 司法鉴定的重要法律依据。

二、记存模型的要求

1. 记存模型的准确性 由于记存模型对错𬌗的诊断、治疗和疗效评估有重要作用,因此,要求记存模型应准确、清晰地反映患者牙𬌗情况。包括牙、牙弓、基骨、移行皱襞、腭穹及唇、颊、舌系带等部分。

2. 记存模型的美观性 记存模型要求整齐、美观,便于存放,因此模型应该按照要求进行修整。

3. 记存模型的标记性 记存模型上应标记患者的姓名、性别、年龄、制取日期及编号。

三、记存模型的制取与修整

口腔正畸临床制取记存模型,其方法同口腔修复科基本一致。因记存模型要长期存放并多次使用,所以应对模型进行修整,使之整齐美观。在模型修整之前,首先用红色铅笔标记或咬蜡𬌗记录,在患者口中核对咬合关系,然后再进行模型修整。修整记存模型的方法有以下两种。

1. 修整器修整法

(1) 先修整下颌模型,使下颌模型底面与𬌗平面平行,模型座的厚度约为尖牙到前庭沟底总高度的1/2(图4-1)。

（2）使下颌模型座的后壁与模型座的底面及牙弓的正中线垂直,后壁距离最后一个牙远中至少约1/2牙冠宽(图4-2)。

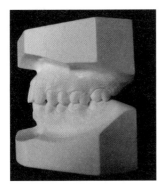
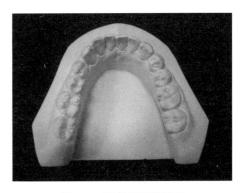

图4-1　记存模型侧面观　　　　图4-2　记存模型𬌗面观

（3）将上下颌模型按照咬合关系对位,以下颌模型为标准对上颌模型进行修整,上颌模型的后壁应与下颌模型在同一平面上。

（4）使上颌模型底面与下颌模型的底面平行(图4-3)。

（5）使上下颌模型的侧壁与前磨牙及磨牙的颊尖平行。

（6）使上颌模型座的前壁呈尖形,尖端在两中切牙之间(图4-4)。

（7）使下颌模型座的前壁呈弧形,与牙弓前部一致(图4-5)。

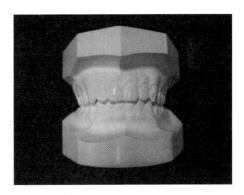

图4-3　记存模型正面观

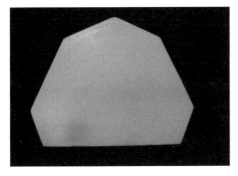
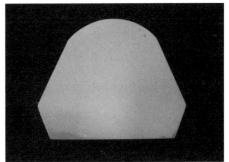

图4-4　上颌模型底面　　　　图4-5　下颌模型底面

（8）将上下颌模型座的后壁与侧壁间的夹角磨成短夹壁约13mm(图4-6),使夹壁与原来夹角的平分线垂直。

🔗链接
记存模型专用修整机
制造商为便于正畸医生修整记存模型,在模型修整机的模型台架上,按照记存模型的底座要求刻画一些方向不同的标志线。在修整模型底座时,只要按照刻画的线去修模型,不但快而且方便,修出的模型底座标准。

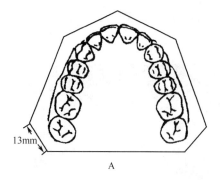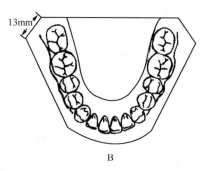

图 4-6　模型修整

A. 上颌；B. 下颌

2. 橡皮托成型法

（1）选择大小合适的橡皮托,将初步修整的模型放入橡皮托中。要求模型的前庭沟与橡皮托的边缘平齐,模型中线对准橡皮托中线,两侧对称。如石膏模型过高或不平,可先行修整后再放入。

（2）先做上颌模型。将调好的适量石膏放入橡皮托内,将上颌模型对齐橡皮托中线放入橡皮托中,抹平模型边缘,使之整齐平滑。

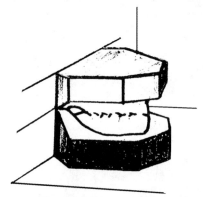

图 4-7　利用橡皮托直角板修整模型

（3）待上颌基底石膏凝固后,将下颌模型根据咬合关系用蜡固定在上颌模型上,暂不取下上颌橡皮托。

（4）在下颌橡皮托内放入调好的石膏,将下颌模型放入下颌橡皮托内并置于垂直板上,调整至上下颌橡皮托后壁紧贴垂直板,底面平行并与垂直板上的水平线一致,中线与上颌橡皮托的中线对齐,并抹平下颌模型的边缘(图 4-7)。

（5）待石膏凝固后去除橡皮托,取出上下颌模型,对好𬌗关系,必要时再用砂纸做适当的修整。

四、模型的测量分析

在记存模型上,可以比较方便的从前方、侧方、后方,仔细地观察患者的牙𬌗情况、上下牙弓情况及牙弓、牙槽弓、基骨弓三者的协调情况,并易于进行测量分析。

⯈**链接**

为什么正畸诊断时先考虑下颌牙弓情况?

下颌第一磨牙萌出后,牙弓前段的宽度和长度已接近成人,而上颌由于腭中缝尚未闭合,还有可能扩大上牙弓,因此诊断时应以下颌为主。

（一）牙弓拥挤度测量分析

牙弓应有长度与牙弓现有长度之差即为牙弓拥挤度。牙弓拥挤度的数值为正数,牙弓内牙齿排列呈拥挤状,其值为负数则牙齿排列呈稀疏状。

临床上把牙弓拥挤分为三度。

Ⅰ度拥挤:差值为 2～4mm。

Ⅱ度拥挤:差值为 4 ~ 8mm。

Ⅲ度拥挤:差值为 8mm 以上。

1. 牙弓应有长度的测量 牙弓应有长度等于牙弓内所有牙冠宽度的总和,也称必需间隙(space required)。由于多数错位牙在牙弓的前、中段,因此一般只测量下颌第一磨牙以前,牙弓内各个牙的牙冠近远中宽度之和。其方法是用分规或游标卡尺,测量每个牙冠的最大近远中径并求和(图 4-8)。

如需做全牙弓分析时,可将牙弓分为三段,即下颌前牙为前段,下颌前磨牙与第一磨牙为中段,下颌第二、三磨牙为后段。测量全部牙的牙冠近远中宽度,其总和为全牙弓应有长度或称全牙弓的必需间隙(图 4-9)。

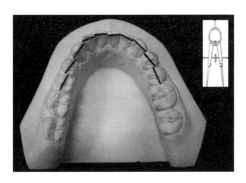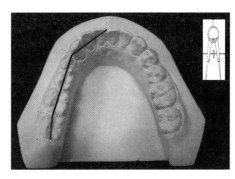

图 4-8 牙冠宽度测量 　　　　图 4-9 分段法测量牙弓长度

2. 牙弓现有长度的测量 牙弓现有长度是指牙弓内第一磨牙之前实际牙弓弧形长度。一般用一根直径 0.5mm 的黄铜丝,从一侧下颌第一磨牙近中接触点开始,沿下颌前磨牙颊尖、下尖牙牙尖、经过下切牙切缘(若切牙位置异常应按其正常排列弧形为准),到另一侧下颌第一磨牙近中接触点止(图 4-10),将铜丝做好标记,拉直后测量其长度。一般可测量三次取平均值,即为下牙弓现有弧形长度,或称可用间隙(space available)。同法可测上牙弓现有弧形长度。做诊断分析时应以下牙弓为准分析间隙情况。全牙弓现有弧形长度应测至第三磨牙的远中。

（二）𬌗曲线曲度的测量分析

把直尺放置在下切牙切端与最后一个磨牙的牙尖上,测量牙弓 Spee 曲线最低点至直尺的垂直距离(图 4-11),所得数据即为𬌗曲线曲度。将两侧所得数值相加除以 2 加 0.5mm,得到的数据为排平牙弓(leveling)或改正𬌗曲线所需要的间隙数。我国成都地区正常人𬌗曲线曲度的均值为(2±0.7)mm。

（三）牙弓对称性的测量分析

先在上颌模型上用铅笔沿腭中缝画出中线,用分规测量双侧同名牙至中线间的宽度,则可了解牙弓左右侧是否对称,双侧各同名牙前、后向是否在同一平面上,如不在同一平面则表明一侧牙有前移。此外也可用对称图或透明坐标板进行测量,先将中线与腭中缝对齐,然后再测量牙弓左右侧是否对称,左右侧同名牙是否在同一水平线上(图 4-12)。

（四）牙弓长度和宽度测量分析

1. 牙弓长度的测量 牙弓总长度为中切牙近中接触点,至两侧第二恒磨牙远中接触点间连线的垂直距离。此长度可分为三段:中切牙近中接触点至两侧尖牙牙尖连线的垂距,

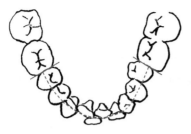

图 4-10　测量牙弓现有弧形长度

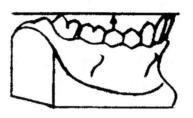

图 4-11　测量殆曲线曲度

为牙弓前段长度;两侧尖牙连线至两侧第一磨牙近中接触点连线间的垂距,为牙弓中段长度;两侧第一磨牙近中接触点连线至两侧第二磨牙远中接触点连线间的垂距,为牙弓后段长度(图 4-13)。

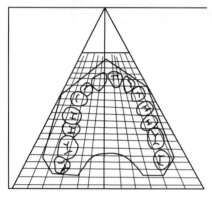

图 4-12　透明坐标板测量牙弓对称性

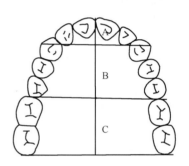

图 4-13　测量牙弓长度

A. 牙弓前段长度;B. 牙弓中段长度;C. 牙弓后段长度

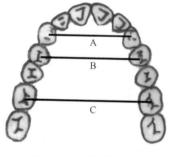

图 4-14　测量牙弓宽度

A. 牙弓前段宽度;B. 牙弓中段宽度;
C. 牙弓后段宽度

2. 牙弓宽度的测量　一般测量牙弓三个部位的宽度。包括牙弓前段宽度(两侧尖牙牙尖间的距离),牙弓中段宽度(两侧第一前磨牙中央窝间的距离),牙弓后段宽度(两侧第一磨牙中央窝间的距离)(图 4-14)。

（五）牙槽弓长度和宽度的测量分析

1. 牙槽弓长度　从矢状面观察,牙槽张度是上中切牙唇侧牙槽弓最凸点至第一磨牙远中接触点的距离(图 4-15)。

2. 牙槽弓宽度　从冠状面观察,牙槽弓宽度是左右侧第一前磨牙颊侧牙槽骨最凸点间的距离(图 4-16)。

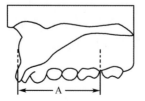

图 4-15　测量牙槽弓长度

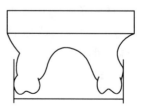

图 4-16　测量牙槽弓宽度

（六）基骨弓长度和宽度的测量分析

1. 基骨弓长度 从矢状面观察,基骨张度是上中切牙唇侧黏膜移行皱襞最凹点,到第一磨牙远中接触点的距离(图4-17)。

2. 基骨弓宽度 从冠状面观察,基骨弓宽度是左右第一前磨牙颊侧黏膜移行皱襞处牙槽骨最凹点间的距离(图4-18)。

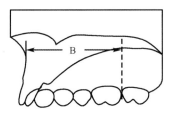

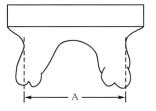

图4-17 测量基骨弓长度　　　图4-18 测量基骨弓宽度

（七）腭穹高度的测量分析

用腭穹高度测量尺,将尺的水平部分别置于两侧第一磨牙𬌗面,调整有刻度的垂直部分使之与腭穹顶接触,由垂直部可读出腭穹高度(图4-19)。或者用直尺放置于两侧第一磨牙𬌗面,再用分规或游标卡尺测量腭穹顶至直尺𬌗接触面间的距离。

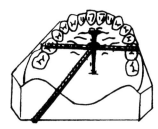

图4-19 测量腭穹高度

（八）牙齿大小协调性分析——Bolton指数分析

Bolton指数(Bolton analysis)是指上下前牙牙冠宽度总和的比例关系与上下牙弓全部牙牙冠宽度总和的比例关系。用Bolton指数可以诊断患者上下牙弓中是否存在牙冠宽度不协调的问题。

$$前牙比 = \frac{下颌6个前牙牙冠宽度总和}{上颌6个前牙牙冠宽度总和} \times 100\%$$

$$全牙比 = \frac{下颌12个牙牙冠宽度总和}{上颌12个牙牙冠宽度总和} \times 100\%$$

国人正常𬌗的Bolton指数,前牙比为(78.8±1.72)%,全牙比为(91.5±1.51)%。若测得前牙比值大于正常值,可能是下前牙牙冠宽度过大或上前牙牙冠宽度过小,若是下前牙宽度过大则可能出现覆𬌗、覆盖过小或下前牙拥挤。Bolton指数分析可以协助诊断和分析错𬌗形成的机制,并可作为制订治疗计划时的参考因素之一。

五、排牙试验

临床上对于一些不易确定是否拔牙的牙列拥挤病例,可采用在模型上排牙试验来协助诊断,预测疗效。下面以上颌牙列拥挤为例叙述其操作方法及步骤。

（1）首先确定模型的咬合关系,用铅笔在模型上画出中线的位置,此线应与患者的面部中线一致;同时画出上、下颌第一磨牙的咬合关系线。若咬合关系不易确定,可用咬蜡片法记录𬌗关系并上𬌗架。

（2）将上颌第一磨牙之前各牙冠唇面,用铅笔标出左右侧牙的序号,并在各牙颈缘上2~3mm处定点,并将各点连接成一线。

（3）沿连线水平锯开石膏模型，避免伤及牙齿，并注意保护模型其他部分。

（4）用线锯从左右第一磨牙近中垂直锯入，注意尽量不伤及接触点和牙冠宽度。

（5）把锯下部分的每一个牙都分开，注意不伤及牙冠宽度，适当修整各牙近、远中根部石膏。

（6）在模型的锯除位置加蜡，按中线和咬合关系，先将锯下的两侧中切牙、侧切牙、尖牙依次排好，此时即看到剩余间隙的大小。根据间隙情况确定是否需要拔牙或进行扩弓矫治，为确定矫治方案提供可靠依据。如需拔除第一前磨牙，则将两侧第二前磨牙分别排入，再根据余留间隙的量，确定磨牙应向近中移动的量，为设计支抗提供参考。

如果下牙弓排列不整齐亦需调整时，应先考虑下牙弓调整后的牙齿位置，再排列上颌牙于合适的位置上。

第4节　照相分析

面像和口内像可较直观地反映出治疗前、中、后的面型和牙𬌗情况，对于诊断、制订矫治方案、判断疗效都具有重要意义。在临床工作中，照相可以作为病历资料留存，医患、医技交流沟通信息以及医疗纠纷的法律依据。

一、正畸治疗基本数码影像形式

（一）口外像

口外像包括正面像、侧面像和3/4侧位像，根据需要也照正面微笑像或其他特别要求的像。拍摄时患者站立或端坐，头、肩、背直立，两眼平视前方，头发后梳显露发际，暴露耳朵；背景一般选用均质蓝色或灰色；建议拍摄条件：光圈F5.6，快门速度1/60，强度M。

⊃链接

适合正畸科使用的照相机

目前市场上的照相机品种繁多，其档次和价位亦不等。一般认为应选择价位适中、品质较好、像素在400万以上的数码相机，特别是单镜头反光照相机（彩图10）较适宜正畸临床照相使用。同传统的相机比，数码相机在拍摄方面更加灵活方便，影像效果清晰逼真，特别是和计算机配用，对影像保存、处理和应用等方面都显示了极大优势，为正畸临床与科研提供很大方便。

1. 正面像　一般拍摄自然状态下的正面像（微笑状态根据需要选择），拍摄时瞳孔连线与水平面平行，影像构图包括整个面部，鼻居正中（彩图11A）。主要显示面部高度，左右面部发育是否对称，面型及其他的面部情况。

2. 侧位像　一般拍摄自然状态下的右侧位像（微笑状态根据需要选择），要求患者保持标准侧位姿势，两眼平视前方，影像构图以颞颌关节位置作为影像中心（彩图11B）。显示侧面软组织轮廓，包括鼻唇沟、颏唇沟、上下唇闭合状态，下颌的斜度等。

3. 3/4侧位像　一般拍摄自然状态下的右3/4侧位像（微笑状态根据需要选择），要求面部由正面向右旋转45°，位于正、侧位之间，影像构图以颧突位置作为影像中心。由于面部受光量的差异而显示具有立体效果的软组织侧貌。

（二）口内像

口内像可以显示牙齿位置、牙体、牙周、牙弓形状及咬合情况。一般可拍摄咬合位的正面、左右侧位,以及上下牙弓𬌗面像。建议拍摄条件:光圈 F27,快门速度 1/125,强度 M/4。

1. 正面牙𬌗像　拍摄时,相机与𬌗平面平行,以上中切牙为影像中心,影像构图包含全牙列的牙齿及软组织(彩图 12A)。此影像主要显示常态咬合时的前牙区及其拥挤状况。

2. 侧面牙𬌗像　拍摄时,相机与𬌗平面平行,以右上尖牙为影像中心,影像构图包含一侧第三磨牙之前的全部牙齿及软组织(彩图 12B、C)。此影像主要显示常态咬合时的颊侧牙区,及其牙齿排列、𬌗关系和前牙覆𬌗覆盖关系。

3. 咬合面像　拍摄时常借助于反光镜,从反光镜中拍摄上下𬌗面图像。上下𬌗面影像的构图主要包含上下颌牙弓全貌(彩图 12D、12E)。此影像主要从牙弓的咬合面显示上下牙弓形态及错𬌗状况。

（三）定位像

为了比较和分析治疗前后面部的变化,可拍摄正面及侧面的定位像。要求不同时段拍摄的相片,都应该保持同一固定的位置,否则就无可比性。一般可用 X 线头颅定位仪拍摄正侧位照片,比较准确方便。

二、照 相 器 材

（一）照相机及配件

口腔拍摄主要是微距摄影,其器材包括机身、微距镜头、闪光灯等部分(彩图 10)。目前口腔临床上主要采用单反数码照相机,完全可以满足口腔摄影的需要。这类相机功能强大,能按照拍摄者的需要进行调节,摄影效果好。该种类相机需要配备 100mm 或 105mm 定焦微距镜头和环形闪光灯,以实现良好的拍摄效果。

（二）辅助器材

1. 背景　背景色选择使用蓝色或灰色;可以选用背景布或背景纸。

2. 牵拉器　根据口裂的大小及拍摄部位选择不同类型的牵拉器。用于牵拉唇、颊组织,以方便放置反光板和口内摄影(图 4-20A)。

3. 反光板　最常用的反光板(图 4-20B)有三种:𬌗面反光板(用于上下颌牙弓𬌗面影像),颊侧反光板(用于颊侧咬合影像),舌腭形反光板(用于后牙舌、腭侧影像)。

⊙链接

正畸科照相有什么特点?

正畸科照相对患者的头位,以及照相机的位置要求较严格,否则就失去临床价值。一般拍正位像时,患者应双眼平视前方,眼耳平面与地面保持平行,耳对称性暴露,照相机镜头水平中心线与面部中线垂直,或与瞳孔连线平行;拍侧位像时,除保持正面像的姿势外,应注意面部左右对称部分的重叠,照相机镜头水平中心线应与眼耳平面平行。另外,正畸科照相要求也可以根据诊断方法的不同相应改变。

第 5 节　一般 X 线检查分析

一、牙　片

牙片可显示多生牙、缺失牙、阻生牙、牙长轴倾斜情况,了解恒牙胚发育情况、牙根有无

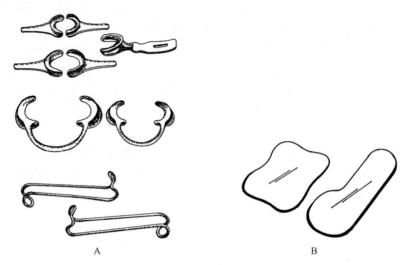

图 4-20　辅助器材
A. 照相用拉钩、开口器;B. 反光镜

吸收和弯曲、牙根长度、粗细,髓腔、牙周及根尖病变等情况。

二、咬 合 片

咬合片可显示多生牙、埋伏牙的位置,牙根病变,腭裂间隙等情况。

三、颞下颌关节开闭口位片

颞下颌关节开闭口位片可检查髁突及关节凹情况,还用于对比观察矫治前、中、后颞下颌关节的变化情况。

四、全口牙位曲面断层 X 线片

全口牙位曲面断层 X 线片可全面观察全口牙齿生长发育情况及上下颌骨情况(彩图13)。

五、X 线片的骨龄判断

(一) 手腕部 X 线片

牙颌发育与全身发育是一致的。通过对手腕各骨的钙化情况,了解生长发育情况,评估生长发育的潜力(图4-21)。根据机体所处的生长发育期等,把握错𬌗畸形的矫治时机。一般认为处在生长发育快速期进行错𬌗畸形矫治效果更佳。Grane 把青春迸发期(人生的第三个快速增长期)分为加速期、高峰期和减速期三个阶段。并提出了从腕骨 X 线片上确定这些阶段的指标,其主要指标如下。

1. 加速期

(1) 第三指中节指骨骺宽等于干骺宽,即 MP_3 期。

(2) 桡骨骺宽等于干骺宽,即 R 期。

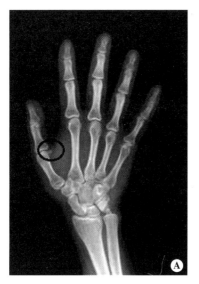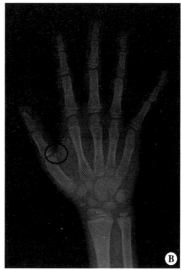

图 4-21　手腕骨片

A. 成人；B. 儿童

2. 高峰期

（1）拇指内收籽骨的出现,即 S 期。

（2）第三指中节指骨的骨骺成骺帽,即 MP_3cap 期。

（3）桡骨骨骺成骺帽,即 Rcap 期。

3. 减速期

（1）第三指远中、近中、中节指骨完全融合,即 DP_3u 期。

（2）桡骨完全融合,即 Ru 期。

（二）颈椎 X 线片

利用头颅侧位片观察颈椎（主要是第 2、3、4 颈椎）的形态,从而评价生长发育的状态和潜力。主要通过观察椎体的整体形状（垂直方向由薄变厚）、椎体上面（由斜面渐变为水平）、椎体底面（由水平渐变为凹陷）进行判断（图 4-22）。椎骨骨龄评价分为六期:起始期（有 80%～100% 生长潜力）、快速期（有 65%～85% 生长潜力）、过渡期（有 25%～65% 生长潜力）、减速期（有 10%～25% 生长潜力）、成熟期（有 5%～10% 生长潜力）和完成期（无生长潜力）。

● **链接**

青春期生长高峰与月经初潮

青春期女童的生长高峰（身高快速增长阶段）与月经初潮密切相关。研究认为,人的快速增长期发生在月经初潮前的 17 个月左右。

第 6 节　锥形束 CT

锥形束计算机断层扫描（CBCT）（彩图 14、15）是一种三维影像信息,其准确性优于传统二维影像,是 21 世纪发展迅速的口腔颌面部辅助检查手段。在正畸领域主要用于确定牙齿

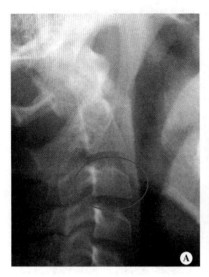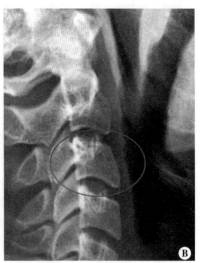

图 4-22　颈椎片

A. 10 岁儿童；B. 16 岁少年

位置（如定位埋伏牙），探测牙根形态，判断牙槽骨骨壁厚度，研究牙根与骨壁的关系，测量解剖标志点间的距离和角度，进行软组织评价等。

第 7 节　X 线头影测量分析

X 线头影测量（cephalometrics）是对 X 线头颅定位影像片（彩图 16A），进行描图、定点、画线和测量分析，从而了解牙颌、颅面软硬组织的结构及相互关系。它是口腔正畸和口腔颌面外科等学科，进行临床诊断、治疗设计及研究工作的重要手段。近年来电子计算机 X 线头影测量分析（彩图 16B），亦被应用于口腔正畸临床及科研工作，极大地提高了临床诊疗和科研水平。

一、X 线头影测量的用途

（一）研究颅面生长发育

X 线头影测量是研究颅面生长发育的重要手段。一方面可以针对不同年龄阶段个体进行颅面生长发育的横向研究，也可以对同一个体的不同时期进行颅面生长发育的纵向研究。因为 X 线头颅影像片是严格定位的，因此系列的 X 线头颅片具有可靠的可比性。1941年 Brodie 对出生后 3 个月至 8 岁的儿童 X 线头颅片进行纵向研究，获得头影生长图迹重叠图，至今广泛运用。

（二）牙颌、颅面畸形的诊断分析

通过对颅面畸形个体的 X 线头影测量值与正常人 X 线头影测量值进行对比分析，可以了解畸形的机制、性质及部位，确定是骨性畸形还是牙性畸形，为牙颌颅面畸形做出正确的诊断提供依据。

（三）确定错𬌗畸形的矫治方案

从 X 线头影测量分析研究中，了解牙颌、颅面结构的相互关系及其畸形程度和性质，判定错𬌗畸形的机制，从而确定颌位及牙齿矫治的理想位置，制定出正确可行的矫治方案。

（四）研究矫治前、后的变化情况

对矫治前、中、后不同阶段的 X 线头影图像测量分析，了解各阶段牙颌、颅面形态结构发生的变化情况及矫治效果，验证矫治方案的正确性，预测矫治后的稳定性和复发情况。

（五）外科正畸的诊断和治疗设计

对需要外科正畸的患者进行 X 线头影测量分析，了解颅面软硬组织情况及畸形的主要机制，确定手术的部位、方法及所需移动或切除颌骨的数量；同时应用 X 线头影图迹进行剪裁，模拟拼对手术后牙颌位置，得出术后牙颌、颅面关系的面型图，为外科正畸的手术成功和术后效果提供了可靠的保障。

（六）下颌功能分析

X 线头影测量还可以用来研究下颌运动，语言发音时的腭功能，以及息止𬌗间隙等方面的功能分析。

二、X 线头颅定位片的拍摄方法

（一）头颅定位仪

头颅定位仪（cephalometer）是保证头颅严格定位的一种仪器。它可以使每次拍照时头颅稳定在同一个位置，只有这样测量结果才有比较分析的价值。1931 年 Broadbent 首次使用头颅定位仪进行头颅定位拍摄。

头颅定位仪能够准确定位的原因，是由于定位仪上的左右耳塞与眶点指针三者构成了平行与地面的恒定平面。在 X 线摄像时，先将头颅定位仪的两耳塞置入左右外耳道，然后上下调整头部位置，使眶点指针抵于眶点，此时头部便固定在眼耳平面与地面平行的位置上。每次拍摄时，头部均保持此位不变。

🔾链接 ────────────────────────

X 线头影测量技术的诞生

X 线头影测量技术始于人类学的研究，特别是在颅骨的测量研究过程中逐渐形成的。1931 年由 Broadbent 和 Hofrath 分别提出了现行的 X 线头影测量技术，并发表了"一种新的 X 线技术及其在口腔正畸中的应用"等论文。

────────────────────────

（二）X 线摄像

X 线拍摄时关键是调整投照距离。因 X 线由球管射出时呈辐射状，使投照物体的影像放大而产生模糊的半影（同普通照相原理）。所以，在 X 线头颅摄像时应尽量加大 X 线球管与胶片之间的距离，一般应不小于 150cm，尽量减小投照物体与胶片间距离，以减小其放大误差，保证影像的相对准确性。而且要求同一个体不同时期拍摄时，头位、X 线球管及胶片三者之间的关系维持恒定，这样所得的 X 线片才能保证测量结果的可靠性和可比性。

三、X 线头影图的描绘

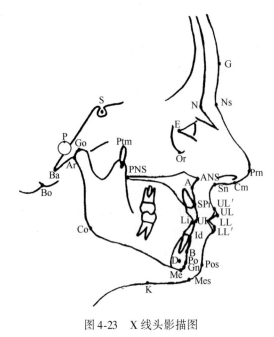

图 4-23　X 线头影描图

X 线头影像的描绘是将 X 线片上头颅的影像精确地转移到描图纸上，以便于定点、画线和测量。描图及测量时需要准备透明胶片、硫酸描图纸、精确的毫米尺、半圆仪、细尖钢笔及硬质尖锐铅笔等。描图可在 X 线观片灯下或专用的描图桌上进行。先将 X 线头影像描于硫酸纸上（彩图 16C），再在描图纸上进行测量分析。描绘图的点线必须细小精确，以减少误差。在 X 线头影图像上，因头颅本身厚度或两侧结构不完全对称等，出现部分左右影像不完全重叠（头颅定位不准亦有此弊，需要注意避免），应取影像平均中点来进行描绘（图 4-23）。

四、常用 X 线头影测量的骨性标志点及测量平面

（一）头影测量骨性标志点

标志点是用来构成一些平面及测量内容的点。理想的标志点应该是易于定位的解剖标志，在生长发育过程中应相对稳定。头影测量骨性标志点可分为两类：一类是解剖点，这一类标志点是真正代表颅骨的一些解剖结构；另一类是引申点，这一类标志点是通过头影图上解剖标志点的引申而得，如两个测量平面相交的一个标志点。

1. 颅部标志点（图 4-24）

（1）蝶鞍点（S. sella）：蝶鞍影像的中心。这是常用的一个颅部标志点。

（2）鼻根点（N. nasion）：鼻额缝的最前点。这是前颅部的标志点，代表面部与颅部的结合处。

（3）耳点（P. porion）：外耳道的最上点，称解剖耳点。但头影测量时常以定位仪耳塞影像的最上点为代表，称为机械耳点。

（4）颅底点（Ba. basion）：枕骨大孔前缘的中点。此点常作为后颅底的标志。

（5）Bolton 点：枕骨髁突后切迹的最凹点。

2. 上颌标志点（图 4-25）

（1）眶点（O. Orbitale）：眶下缘的最点低。但一般 X 线片上两侧眶点影像不能重叠，故常选用两点之中点作为眶点。

（2）翼上颌裂点（Ptm. pterygomaxillary fissure）：翼上颌裂轮廓的最下点。此点是确定上颌骨的后界，以及磨牙近远中向间隙和位置的标志点。

（3）前鼻棘点（ANS. anterior nasal spine）：前鼻棘之尖。前鼻棘点常作为确定腭平面的标志点之一。

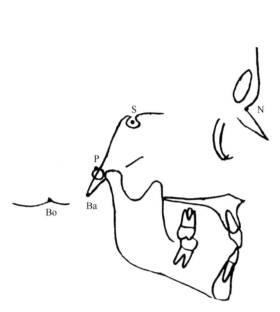

图 4-24 颅部标志点

S. 蝶鞍中心点；N. 鼻根点；P. 耳点；Ba. 颅底点；Bo. Bolton 点

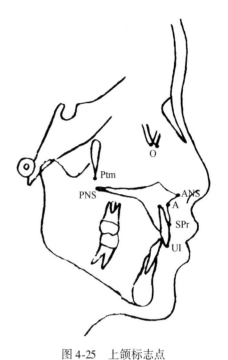

图 4-25 上颌标志点

O. 眶点；Ptm. 翼上颌裂点；ANS. 前鼻棘；A. 上齿槽座点；SPr. 上齿槽缘点；UI. 上中切牙点；PNS. 后鼻棘点

（4）后鼻棘点（PNS. posterior nasal spine）：硬腭后部骨棘之尖。此点常作为确定腭平面的标志点之一。

（5）上齿槽缘点（SPr. superior prosthion）：上齿槽突的最前下点。此点常在上中切牙的釉牙骨质界处。

（6）上齿槽座点（A. subspinale）：前鼻棘与上齿槽缘点之间骨部最凹点。此点仅作为前后向测量所用。

（7）上中切牙点（UI. upper incisor）：上中切牙切缘的最前点。

3. 下颌标志点（图 4-26）

（1）髁顶点（Co. condylion）：髁突的最上点。

（2）关节点（Ar. articulate）：颅底下缘与下颌髁突颈后缘的交点。关节点常在髁顶点不易确定时而代替髁顶点。

（3）下颌角点（Go. gonion）：下颌角的后下点。此点也是下颌支平面和下颌平面交角的平分线与下颌角相交点。

（4）下齿槽缘点（Id. infradentale）：下齿槽突的最前上点。此点常在下中切牙釉牙骨质界处。

（5）下齿槽座点（B. supramental）：下齿槽突缘点与颏前点之间骨部最凹点。

（6）下切牙点（Li. lower incisor）：下中切牙切缘的最前点。

（7）颏前点（Po. pogonion）：颏部的最突点。

（8）颏下点（Me. menton）：颏部的最下点。

（9）颏顶点（Gn. gnathion）：颏前点与颏下点的中点。

（10）D 点：下颌体骨性联合部的中心点。

（二）头影测量平面

头影测量平面分为基准平面和测量平面两类。在实际测量中，所有设定的平面在 X 线影像图上都不能以平面显示，而是以线段形式显示。因此，下面所提及的平面都是以线段形式代替。

1. 基准平面　是在头影测量中设定的相对稳定的参照平面。基准平面与各测量标志点及其他测量平面间构成角度、线距、比例等八个测量项目。最常用的基准平面为前颅底平面、眼耳平面和 Bolton 平面（图 4-27）。

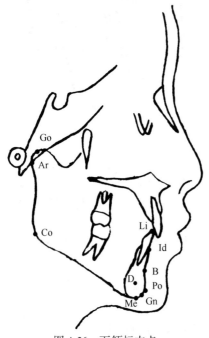

图 4-26　下颌标志点

Li. 下切牙点；Id. 下齿槽缘点；B. 下齿槽座点；
Po. 颏前点；Gn. 颏顶点；Me. 颏下点；D. 下颌联
合中心点；Go. 下颌角点；Ar. 关节点；Co. 髁顶点

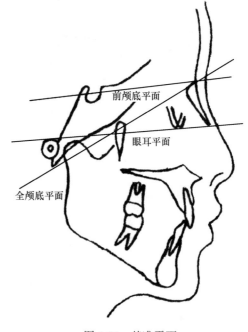

图 4-27　基准平面

（1）前颅底平面（SN. SN plane）：代表线段由蝶鞍点与鼻根点连线组成，代表前颅底的前后范围。由于这一平面在生长发育方面，具有相对的稳定性，因而常作为面部结构对颅底关系的定位平面。

（2）眼耳平面（FH. Frankfort horizontal plane）：代表线段由耳点与眶点连线组成。大部分个体在正常头位时，眼耳平面与地面平行。

⬤链接 ─────────

FH 平面的来历

1884 年，德国 Frankfort 的国际人类学会议选用了 1872 年由 Vonthering 提出的眼耳平面作为头颅测量的标准平面。因会议在 Frankfort 召开，所以把眼耳平面又命名为 Frankfort 平面（FH 平面）。

（3）Bolton 平面：代表线段由 Bolton 点与鼻根点连接线组成。此平面多用作重叠头影图的基准平面。

2. 测量平面(图4-28)

（1）腭平面（ANS-PNS. palatal plane）：代表线段是后鼻棘点与前鼻棘点的连线。

（2）全颅底平面（Ba-N）：代表线段是颅底点与鼻根点之间的连线。

（3）殆平面（OP. occlusal plane）：殆平面的代表线段有两种确定方法：一种是以第一恒磨牙的咬合中点与上下中切牙间的中点（覆殆或开殆的1/2处）的连线。另一种是自然的或称功能的殆平面，由均分后牙殆接触点而得，常使用第一恒磨牙及第一乳磨牙，或第一前磨牙的殆接触点，这种方法形成的殆平面不使用切牙的任何标志点。

（4）下颌平面（MP. mandibular plane）：下颌平面的代表线段确定方法有三种：

1）通过颏下点与下颌角下缘相切的线。

2）下颌下缘最低部的切线。

3）下颌角点与下颌颏顶点间的连线（Go-Gn）。

（5）下颌支平面（RP. ramal plane）：代表线段是下颌升支及髁突后缘的切线。

（6）面平面（N-Po. facial plane）：代表线段由鼻根点与颏前点之间的连线组成。

3. 测量轴线 Y轴（Y axis）：蝶鞍中心与颏顶点的连线（图4-28）。

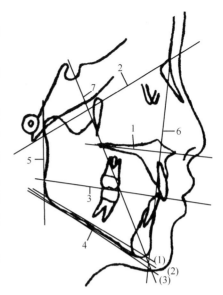

图4-28 测量平面

1. 腭平面；2. 全颅底平面；3. 殆平面；4. 下颌平面
（1）、（2）、（3）；5. 下颌支平面；6. 面平面；7. Y轴

五、常用硬组织测量项目

X线头影测量常分为角度测量、线距测量及线距比例。每一测量项目都有其特定的意义，说明相应结构的特征或生长变化趋势。但是，在评价畸形特征及其机制时，不能凭一两项指标就下结论，必须综合评价各项测量指标，然后才能明确畸形机制，做出正确诊断。

（一）上下颌骨的常用测量项目

上下颌骨的常用测量项目见图4-29、图4-30，正常值见表4-1、表4-2。

1. SNA 角 由蝶鞍中心至鼻根点与鼻根点至上齿槽座点所构成的角称为 SNA 角。反映上颌相对于颅部的前后位置关系。当此角过大时，上颌前突、面部侧貌可呈凸面型，反之上颌后缩面部呈凹面型。

2. SNB 角 蝶鞍中心至鼻根点与鼻根点至下齿槽座点所构成的角称为 SNB 角。反映下颌相对于颅部的位置关系。此角过大时，下颌呈前突，反之下颌呈后缩。

3. ANB 角 上齿槽座点至鼻根点与鼻根点至下齿槽座点构成的角称为 ANB 角。此角亦即 SNA 角与 SNB 角之差。此角反映上下颌骨对颅部的相互位置关系。当 SNA 大于 SNB 时 ANB 角为正值，反之 ANB 角为负值。

4. NPo-FH（面角） 面平面（NPo）与眼耳平面（FH）相交之后下角为 NPo-FH 角。此角反映下颌的突缩程度。此角越大表示下颌越前突，反之则表示下颌后缩。

5. Y 轴角 蝶鞍中心至颏顶点连线（SGn）与眼耳平面（FH）相交之下前角为 Y 轴角。此角亦反映颏部的突缩，此角越小则表示颏部越突，反之则表示颏部越缩。Y轴同时代表面部的生长发育方向。

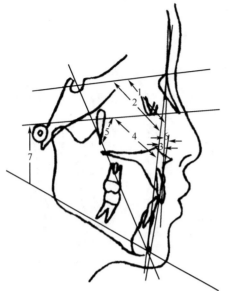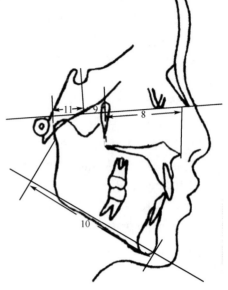

图 4-29　上下颌骨的常用测量项目一　　　　图 4-30　上下颌骨的常用测量项目二
1. SNA 角;2. SNB 角;3. ANB 角;4. 面角;　　　8. 上颌长度;9. 上颌位置;10. 下颌长度;
5. Y 轴角;6. 颌凸角;7. 下颌平面角　　　　　　　　　　11. 下颌位置

6. NA-PoA(颌凸角)　由鼻根点至上齿槽座点连线(NA)与颏前点至上齿槽座点连线(PoA)的延长线之交角为 NA-PoA 角。此角反映面部的上颌部分相对于整个侧面的关系。当 PoA 延长线在 NA 前方时,此角为正值,反之为负值。此角越大表示上颌的相对突度越大,反之表示上颌相对后缩。

7. MP-FH(下颌平面角)　为下颌平面(MP)与眼耳平面(FH)的交角。此角代表下颌体的陡度、下颌角的大小,也反映面部的高度。

8. AB 平面角(AB plane angle)　为 AB 连线或其延长线与面平面的交角。此角代表上下齿槽基骨向的相互位置关系。

9. ANS-Ptm(上颌长)　为翼上颌裂点与前鼻棘点在 FH 平面上垂足间的距离。代表上颌的长度。

10. S-Ptm(上颌位置)　为翼上颌裂点与蝶鞍中心点在 FH 平面上垂足间的距离。表明上颌后界与蝶鞍中心点间的位置关系,亦反映上颌骨的前后位置关系。

11. Co-Po(下颌长)　为髁突后缘切线与颏前点切线在下颌平面上垂线间的距离。代表下颌骨的综合长度。

表 4-1　上、下颌骨常用角度测量项目的正常值(°)

测量项目	替牙期		恒牙期	
	均值	标准差	均值	标准差
SNA	82.3	3.5	82.8	4.0
SNB	77.6	2.9	80.1	3.9
ANB	4.7	1.4	2.7	2.0
NP-FH	83.1	3.0	85.4	3.7
Y 轴角	65.5	2.9	66.3	7.1
NA-PoA	10.3	3.2	6.0	4.4
MP-FH	31.8	4.4	31.1	5.6

表4-2 上下颌常用线距测量的正常值(mm)

测量项目	替牙期				恒牙初期				恒牙期			
	男		女		男		女		男		女	
	均值	标准差	均值	标准差	均值	标准差	均值	标准差	均值	标准差	均值	标准差
ANS-Ptm	47.2	2.2	44.8	2.0	50.4	4.1	47.7	2.9	52.1	2.8	49.9	2.1
S-Ptm	18.3	1.9	17.9	2.0	17.7	2.9	17.1	3.0	18.3	2.4	17.1	2.3
Co-Po	97.7	3.3	93.4	4.3	107.4	6.5	102.8	4.8	113.7	4.6	106.7	2.9
S-Co	14.4	2.9	14.5	3.0	18.3	3.2	17.3	2.9	20.3	2.3	17.4	2.1

(二) 上下前牙的常用测量项目

上下前牙的常用测量项目见图4-31,正常值见表4-3。

1. U1-SN 角 为上中切牙长轴与 SN 平面相交的下内角。反映上切牙对于前颅底的相对倾斜度。此角过大表示上中切牙唇倾,反之为舌倾。

2. L1-MP 角 为下中切牙长轴与下颌平面相交的上内角。反映下中切牙对于下颌平面的倾斜度。此角过大表示下中切牙唇倾,此角过小表示下中切牙舌倾。

3. U1-NA 角 为上中切牙长轴与鼻根点至上齿槽座点连线(NA)交角,代表上中切牙的倾斜度和突度。

4. U1-NA 距 为上中切牙切缘到鼻根点至上齿槽座点连线的垂直距离,亦代表上中切牙的倾斜度和突度。

5. L1-NB 角 为下中切牙长轴与鼻根点至下齿槽座点连线的交角,代表下中切牙的倾斜度和突度。

6. L1-NB 距 为下中切牙切缘至鼻根点至下齿槽座点连线的垂直距离,亦代表下中切牙的倾斜度和突度。

7. 上下中切牙角 为上中切牙长轴与下中切牙长轴的交角。反映上下中切牙特别是上下前部牙弓的突度,此角越小突度越大,反之突度越小。

(三) 面部高度的常用测量项目

面部高度的常用测量项目见图4-32,正常值见表4-4。

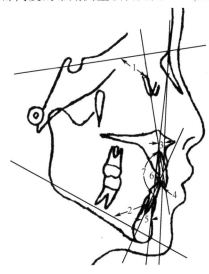

图4-31 上下前牙的常用测量项目
1. U1-SN 角;2. L1-MP 角;3. U1-NA 角;4. U1-NA 距;5. L1-NB 角;6. L1-NB 距;7. 上下中切牙角

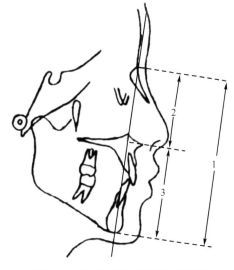

图4-32 面部高度的常用测量项目
1. 全面高;2. 上面高;3. 下面高

1. **全面高(N-Me)** 从鼻根点至颏下点的距离。

2. **上面高(N-ANS)** 即鼻根点至前鼻棘点与 N-Me 连线垂线交点间的距离。

3. **下面高(ANS-Me)** 即颏下点至前鼻棘点与 N-Me 连线垂线交点间的距离。

4. **上面高与全面高之比** N-ANS/N-Me×100% 。

5. **下面高与全面高之比** ANS-Me/N-Me×100% 。

表 4-3 上下前牙常用测量项目的正常值

测量项目	替牙期		恒牙期	
	均值	标准差	均值	标准差
U1-SN	104.8	5.3	105.7	6.3
L1-MP	94.7	5.2	92.6	7.0
U1-NA(°)	22.4	5.2	22.8	5.7
U1-NA(mm)	3.1	1.6	5.1	2.4
L1-NB(°)	32.7	5.0	30.3	5.8
L1-NB(mm)	6.0	1.5	6.7	2.1
U1-L1	122.0	6.0	125.4	7.9

表 4-4 面部高度常用测量项目的正常值(mm)

测量项目	替牙期				恒牙初期				恒牙期			
	男		女		男		女		男		女	
	均值	标准差	均值	标准差	均值	标准差	均值	标准差	均值	标准差	均值	标准差
N-Me	109.8	4.8	106.9	4.2	122.3	6.8	117.4	5.7	130.0	4.8	119.7	4.6
N-ANS	49.0	2.2	48.1	3.3	55.7	3.8	52.4	3.6	57.9	2.6	53.8	2.8
ANS-Me	60.8	4.9	58.8	4.1	66.6	4.9	65.0	3.9	72.1	5.0	65.8	4.1
N-ANS/N-Me×100%	44.6	1.3	45.0	1.5	45.6	2.1	44.6	2.2	44.6	2.3	45.0	2.1
ANS-Me/N-Me×100%	55.4	1.3	55.0	1.5	54.4	2.1	55.4	2.2	55.4	2.3	55.0	2.5

六、常用 X 线头影测量分析法

(一) Downs 分析法

Downs 分析法是以眼耳平面作为基准平面,具体包括以下的测量内容(图 4-33)。

1. 骨骼间关系的测量 包括面角、颌凸角、AB 平面角、下颌平面角、Y 轴角等五项测量。

2. 牙𬌗与骨骼间关系的测量 包括𬌗平面角、上下中切牙角、下中切牙与下颌平面角、下中切牙与𬌗平面角、上中切牙凸距等五项测量。

➡️**链接**

X 线头影测量分析法知多少?

学者们根据头颅定位片中确定的线距、角度、比例等,结合各自的临床研究提出了不同的 X 线头影测量分析法,除了 Downs 分析法、Steiner 分析法,还有 Tweed 分析法、Wits 分析法、Wylie 分析法等几十种。需要注意的是,对于不同的头影测量方法,我们需要关注该方法所选择的基准平面。虽然目前临床常用一些测量方法是以眼耳平面作为基准平面,但是随着正畸诊断研究的深入,已经有更多新的分析方法采用重复性好的自然头位作为基准平面进行测量分析,需要注意鉴别应用。

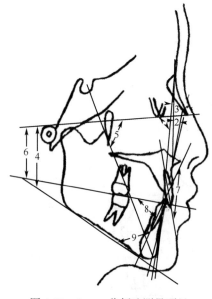

图 4-33 Downs 分析法测量项目

1. 面角;2. 颌凸角;3. A-B 平面角;4. 下颌平面角;5. Y 轴角;6. 𬌗平面角;7. U1-L1;8. L1-OP;9. U1-MP;10. U1-NP

Downs 使用以上分析法得出了美国正常𬌗白种青少年各项测量的变异范围、均值、标准差等数据,提供口腔正畸临床参考。但是由于牙颌、颅面结构特征存在着明显的种族和地域差异,因而不同种族和地域,应有各自的正常𬌗测量均值作为临床参考。北京医科大学口腔医学院傅民魁教授于 1965 年经测量研究,得出了北京地区正常𬌗替牙期、恒牙初期、恒牙期个体的 Downs 分析法 10 项测量的均值、标准差及多角形图,可供我国 X 线头影测量的分析参考(表 4-5)。替牙期组平均年龄为 9.6 岁,恒牙初期组平均年龄为 13.9 岁,恒牙组平均年龄为 18.7 岁。

由于 Downs 分析法的测量内容包括了骨骼间及牙𬌗与骨骼间的关系,内容较为完善,因而这一分析法至今仍被各国正畸医师广为应用。

表 4-5　北京地区正常𬌗中国人按 Downs 分析法的测量均值(°)

测量项目	替牙期		恒牙初期		恒牙期	
	均值	标准差	均值	标准差	均值	标准差
面角	83.1	3.0	84.4	2.7	85.4	3.7
颌凸角	10.3	3.2	7.5	4.6	6.0	4.4
AB 平面角	−5.9	2.0	−5.2	2.6	−4.5	2.8
下颌平面角	31.6	3.9	29.1	4.8	27.3	6.1
Y 轴角	65.5	2.9	65.8	3.1	65.08	4.2
𬌗平面角	16.4	3.3	14.2	3.7	12.4	4.4
U1-L1	122.0	6.0	124.2	7.3	125.4	7.9
L1-OP	111.7	6.5	111.7	5.9	111.6	6.0
L1-MP	96.3	5.1	96.9	6.0	96.5	7.1
U1-AP(mm)	7.7	1.6	7.5	2.1	7.2	22

(二) Steiner 分析法

1953 年 Steiner 以眼耳平面作为基准平面,提出了 14 项测量内容的头影测量分析法。其中一些测量内容是从 Downs、Riedel 等分析法中择优选取的,这一分析法也较为广泛应用于口腔正畸临床诊断及设计分析(图 4-34)。其测量内容如下。

1. SNA 角

2. SNB 角

3. ANB 角

4. U1-NA 角

5. U1-NA(mm)

6. L1-NB 角

7. L1-NB(mm)

8. U1-L1 角(以上 8 项前已述及)

9. SND 角　为前颅底平面与鼻根点至骨性下颌联合中点连线的下后角,代表下颌整体对颅部的位置关系。

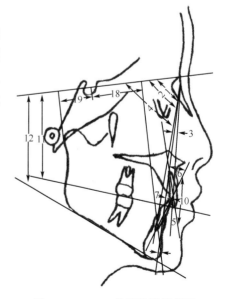

图 4-34　Steiner 分析法测量项目
1. SNA; 2. SNB; 3. ANB; 4. SND; 5. U1-NA(mm);
6. L1-NA; 7. L1-NB(mm); 8. L1-NB; 9. Po-NB
(mm);10. U1-L1;11. OP-SN;12. GoGm-SN;13. SL(mm)
;14. SE(mm)

10. Po-NB（mm） 为颏前点至 NB 连线的垂直距离。

11. OP-SN 为𬌗平面与前颅底平面的交角,代表𬌗平面的斜度。

12. GoGn-SN 为下颌平面与前颅底平面的交角,代表下颌平面的斜度及面部高度。下颌平面由下颌角点与颏顶点连线所组成。

13. SL（mm） 为蝶鞍点和颏前点与 SN 平面的垂线交点间的距离,代表下颌颏部对颅底的位置关系。

14. SE（mm） 为蝶鞍点和髁突最后点与 SN 平面的垂线交点间的距离。代表下颌髁突对颅底的位置关系。

SL 及 SE 两项测量相结合,可了解下颌位置的变化及下颌生长发育情况。Steiner 同样提出建立各民族自己的测量均值。因此,1981 年北京大学口腔医学院经测量研究,确定了中国人正常𬌗的 Steiner 分析法各测量项目的正常均值(表4-6)。

表4-6　中国人正常𬌗按 Steiner 分析法的测量结果

测量项目	替牙期		恒牙期	
	均值	标准差	均值	标准差
SNA(°)	82.3	3.5	82.8	4.0
SNB(°)	77.6	2.9	80.1	3.9
ANB(°)	4.7	1.4	2.7	2.0
SND(°)	74.3	2.7	77.3	3.8
U1-NA(mm)	3.1	1.6	5.1	2.4
U1-NA(°)	22.4	5.2	22.8	5.7
L1-NB(mm)	6.0	1.5	6.7	2.1
L1-NB(°)	32.7	5.0	30.3	5.8
Po-NB(mm)	0.2	1.3	1.0	1.5
U1-L1(°)	120.7	7.2	124.2	8.2
OP-SN(°)	21.0	3.6	16.1	5.0
GoGn-SN(°)	35.8	3.6	32.5	5.2
SL(mm)	43.1	4.1	52.2	5.4
SE(mm)	16.9	2.7	20.2	2.6

七、软组织测量分析

（一）常用软组织测量标志点

常用软组织测量标志点见图4-35。

1. 额点（G. glbella） 额部的最前点。

2. 软组织鼻根点（Ns. nasion of soft tissue） 软组织侧面上相应的鼻根点。

◉链接

颏 的 魅 力

颏是现代人类面容美的特征之一。略微突出而上翘的颏是漂亮脸庞的重要标志。著名的审美平面即是以鼻颏连线为标志。有人把颏的形态与突度同个体特征相联系,认为一个后缩的颏是胆怯、优柔寡断性格的象征,一个微突而上翘的颏是勇敢、刚毅、果断性格的象征。

3. 眼点（E. eye） 睑裂的毗点。

4. 鼻下点（Sn. subnasale） 鼻小柱与上唇的连接点。

5. 鼻小柱点（Cm. columella） 鼻小柱的最前点。

6. 上唇缘点（UL′） 上唇黏膜与皮肤的连接点。

7. 下唇缘点（LL′） 下唇黏膜与皮肤的连接点。

8. 上唇突点（UL） 上唇的最突点。

9. 下唇突点（LL） 下唇的最突点。

10. 软组织颏前点（Pos. pogonion of soft tissue） 软组织颏部最前点。

11. 软组织颏下点（Mes. menton of soft tissue） 软组织颏部最下点。

12. 咽点（K） 软组织颈部与咽部的连接点。

（二）常用软组织测量项目

常用软组织测量项目见图4-36、图4-37,正常值见表4-7。

软组织测量是头影测量分析中的一部分,特别

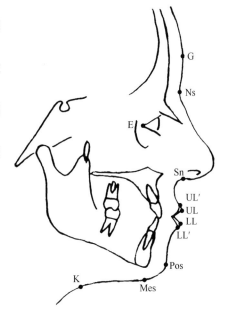

图4-35 常用软组织测量标志点

G. 额点;NS. 软组织鼻根点;E. 眼点;SN. 鼻下点;UL′. 上唇缘点;UL. 上唇突点;LL. 下唇突点;LL′. 下唇缘点;Pos. 软组织颏前点;Mes. 软组织颏下点;K. 咽点

是在外科正畸病例的诊断分析及治疗设计上有特别重要的意义。

1. 面型角（FCA） 为额点至鼻下点连线与鼻下点至软组织颏前点连线的后交角,代表软组织的面型突度。

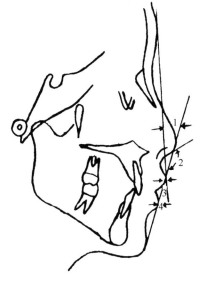

图4-36 常用软组织测量项目一

1. 面型角;2. 鼻唇角;3. 上唇突度;4. 下唇突度

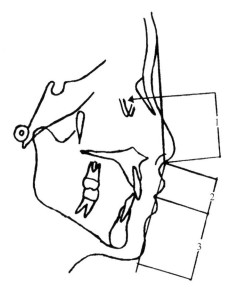

图4-37 常用软组织测量项目二

1. 面上部高;2. 上唇长;3. 下唇长

2. 鼻唇角（NLA） 鼻下点至鼻小柱点连线与鼻下点至上唇突点连线的前交角,代表上唇与鼻底的位置关系。

3. 面上部高（UFH） E 点与 GSn 连线垂线的交点至 Sn 点间的距离。

4. 上唇长（ULL） 上口点（上唇下缘之最低点）与 Sn-Pos 连线垂线的交点至 Sn 点间的距离。

5. 下唇长（LLL） 分别从 Mes 点和下口点（下唇上缘之最高点）向 Sn-Pos 连线作垂线,两垂线间距离。

UFH、ULL、LLL 三者之间的比例关系代表面部上中下之间的比例。

6. 上唇突度（ULP） UL 到 Sn-Pos 连线的垂距。

7. 下唇突度（LLP） LL 到 Sn-Pos 连线的垂距。

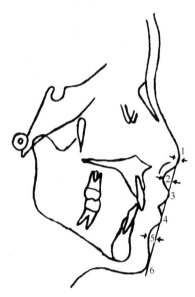

图 4-38　常用软组织测量项目三

8. H 角 Pos-UL 连线 又称 H 线（Holdaway 线）连接软组织颏前点与上唇突点相切的线与 NB 的交角,代表软组织颏部与唇的位置关系。

9. H 线与软组织侧面的关系 临床上通过 H 线与软组织各点的关系来判断软组织侧貌的美观程度（图 4-38）。包括 H 线与鼻的关系,H 线与鼻唇沟的关系,H 线与上唇的关系,H 线与下唇的关系,H 线与颏唇沟的关系,H 线与颏部的关系。

> **链接**
>
> **H 线与侧貌美**
>
> 较为理想的侧貌应具备的特征:① ANB 为 1°～3°时,H 角为 7°～9°;②软组织鼻下点距离 H 线应为(5±2)mm;③下唇在 H 线上或位于 H 线前方约 0.5mm;④颏唇沟最低点离 H 线 4～5mm。

通过以上各项内容的测量,将测量结果与正常𬌗的均值做比较,可以分析出软组织侧貌间的各部分关系。

表 4-7　中国人正常𬌗成人软组织测量均值及标准差

测量项目	均值	标准差
NLA(°)	80～110[*]	—
FCA(°)	7.3	4.4
UFA(%)	40	—
ULL(%)	20	—
LLL(%)	40	—
ULP(mm)	7.2	1.92
LLP(mm)	6.3	1.49
H 角(°)	11.0	4.13
鼻点-H线(mm)	1	—
鼻唇沟-H线(mm)	8	—
上唇突点-H线(mm)	0	—
下唇突点-H线(mm)	2	—
颏唇沟-H线(mm)	4	—
颏前点-H线(mm)	0	—

*此项为正常范围。

八、电子计算机化的 X 线头影测量

电子计算机化的 X 线头影测量,也称为数字化的 X 线头影测量(彩图 16B)。其基本原理是将在头颅图迹上所确定的各测量标志点转换成坐标值,由电子计算机算出各测量项的结果,并进行统计分析。提高了工作效率和增加测量的准确性,有利于数据库建立及大样本的分析处理,拓展了 X 线头影测量的功能。

1. 电子计算机化 X 线头影测量系统的组成 电子计算机化 X 线头影测量系统由 X 线片扫描仪或数字感应器、计算机、编制的测量分析软件组成。

2. 操作步骤

(1)利用携带数字感应器的 X 线拍摄设备进行拍摄,或者将拍摄的非数字化影像扫描进入计算机。

(2)将已经计算机转化的影像进行标志点的确定,根据所需测量的项目标出标志点。

(3)在头影图迹上确定了标志点后,根据测量分析软件得出测量结果。

第 8 节 诊断与治疗计划

一、诊 断

根据所采集的病史及各项检查结果,综合分析而得出错殆畸形的诊断结论。应包括下列内容。

(1)综合全部病史资料和检查结果,分析形成错殆畸形的病因和机制。

(2)根据错殆畸形的临床表现和病因机制,确定错殆畸形的类型。

(3)确定诊断结论、矫治计划和预后推测。

二、制定治疗计划

完整的矫治计划应包括以下内容。

1. 确定治疗目标 根据患者的要求、病因机制、诊断结果,制定明确的矫治目标。

2. 选择矫治器 根据矫治目标、错殆畸形情况、年龄及殆的发育阶段等选择适宜的矫治器。

3. 矫治时机的把握 根据患者的口腔及全身健康情况,以及不同生长发育阶段所要完成的矫治目标,择机实施合适的矫治计划。对可能影响生长发育造成严重错殆畸形的,应该建议尽早矫治。

4. 疗程和疗效预测 充分和患者沟通是正畸治疗前期工作非常重要的环节。通过与患者(或家属)的交流,使其对矫治方案充分理解和认识,争取良好的合作。并客观科学的预测疗效和疗程,取得患者(或家属)的认可。

5. 复发与保持 复发和保持也是矫治计划中应该考虑的问题,应在矫治前和患者充分说明和沟通。

6. 签知情同意书 知情同意书主要包含患者(或家属)对整个治疗计划的完全明确和认可,以及矫治过程中可能出现的问题、疗程、收费标准等。必须让患者(或家属)全部确认并签字。

目 标 检 测

A₁ 型题

1. 以下属于头影测量的基准平面是
   A. 腭平面　　　B. 下颌平面
   C. 眼耳平面　　D. 下颌支平面
   E. 面平面

2. 头影测量中最常用的前颅底平面是
   A. 由 S 点与 N 点之间连线组成
   B. 由 Bo 点与 N 点之间连线组成
   C. 由 Ba 点与 N 点之间连线组成
   D. 由 Co 点与 Gn 点之间连线组成
   E. 由 S 点与 Gn 点之间连线组成

3. 面角代表
   A. 上颌的凸缩程度
   B. 下颌的凸缩程度
   C. 面部的突度
   D. 上中切牙的突度
   E. 下中切牙的突度

4. 拍摄手腕 X 线片的主要目的是用于
   A. 检查髁突及关节凹的发育情况
   B. 评估全口牙齿发育情况
   C. 了解生长发育情况,评估生长发育的潜力
   D. 判断多生牙、个别恒牙胚发育情况
   E. 研究颅面生长发育情况

5. 中国人恒牙期正常𬌗的 ANB 角为
   A. 82.8±4.0　　B. 80.1±3.9
   C. 2.7±2.0　　　D. 77.3±3.8
   E. 4.7±1.4

第**5**章

正畸牙齿移动的生物机械原理

1. 矫治力及其分类。
2. 适宜矫治力的特征。
3. 牙齿移动的五种类型。
4. 矫治过程中牙槽骨的生物学反应。

  正畸过程是牙、颌骨及周围软组织改建和再平衡的过程,其中促使牙齿发生位移的关键因素就是"力"。一个合格的口腔正畸医生,只有对矫治力及牙体、牙周组织对力的作用所产生的效应有清楚的认识,才能比较准确地进行病例分析、制定较为可靠的治疗方案。通过采取恰当的治疗手段和控制措施,缩短治疗时间,获得医患双方满意的治疗结果。

● 链接

正畸治疗过程的两个生物学阶段

  正畸治疗过程中的两个生物学阶段:①矫治器产生的矫治力作用于牙、颌、颅面软硬组织的生物力学阶段(施力过程),该阶段产生应力;②应力使牙颌组织系统发生组织学改建的生物学阶段(组织反应过程),该阶段产生牙移动及颌骨形态、位置的改变。

  矫治力对组织改建主要涉及三个区域:①适度的力引起牙周组织区域改建;②矫形力引起骨缝区域组织改建;③调节下颌位置引起的颞下颌关节区域组织改建。

第 1 节　基 本 概 念

一、力 与 力 偶

  1. 力(force)　两个或两个以上的物体相互作用产生力。力有三个要素:大小、方向和作用点。有作用力就一定有一个与之大小相等、方向相反的反作用力。如何对牙颌施加作用力,又如何去利用或释放反作用力,是贯穿整个正畸治疗过程的重要问题。

  2. 力偶(couple)　大小相等、方向相反,且不在同一直线上的相互平行的两个力作用于物体上形成力的系统(图 5-1)。

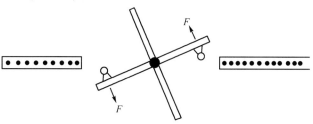

图 5-1　生活中的力偶——旋转门

51

二、力矩与力偶矩

1. 力矩（moment） 力与力臂（作用力点到支点的距离）的乘积。牙齿的转动不仅取决于力的大小，还和力臂有关。

2. 力偶矩 一个力与力偶臂（两个力之间的垂直距离）的乘积。

三、阻抗中心与旋转中心

1. 阻抗中心（center of resistance） 作为一个物理学的概念，离体牙的阻抗中心就是牙齿的物理学质心（通常可认为是物体的中心点）；但是对于处于牙槽窝内的牙齿，当牙冠受到外力作用促使其移动时，牙齿还受到来自牙槽周围约束其运动的阻力，此时，牙齿的阻抗中心不再是牙齿的物理学质心，而是在物理学质心靠近阻力侧（牙根向）的某一点，该点即为牙齿的阻抗中心（图5-2）。牙冠受到相同作用力，牙根的长度不同，约束牙齿移动的阻力就不同，阻抗中心也会不同。当外力作用线通过阻抗中心时可以引起牙齿的平行移动，是一种比较理想的牙齿移动形式。由于牙齿的阻抗中心位于牙根部，在临床工作中不能把外力直接施加在阻抗中心，只能施加于牙冠的某一点，所以临床上牙齿的平行移动较少，多为平移移动和转动移动

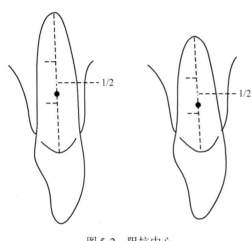

图5-2　阻抗中心

组合成的复合型牙移动。

链接

牙齿、上颌骨、上颌牙弓阻抗中心的位置

单根牙阻抗中心在牙长轴上近牙槽嵴端，为根长的1/3～1/2（图5-2）；多根牙阻抗中心在根分叉向根尖方向1～2mm处；上颌骨阻抗中心的三维坐标值在正中矢状面上，高度在梨状孔下缘，前后向在第二双尖牙与第一磨牙之间；上颌牙弓阻抗中心的三维坐标值在正中矢状面上，高度约在前磨牙的根尖，前后向在第二双尖牙处。当牵引方向为殆平面下（从尖牙处斜向下）20°～30°时，牵引线同时通过上颌骨和上颌牙弓两个阻抗中心，可以实现骨块的平移，而不发生转动。

2. 旋转中心（center of rotation） 是牙齿在转动中相对不动的点。旋转中心随外力作用点的变化可以发生改变，如同一颗牙齿，作用力作用于牙冠切端和作用于牙颈部，牙齿在根部的旋转中心位置显然是不一样的。

第2节　矫　治　力

矫治力就是借助矫治器施加于牙齿或颌骨上的外力，通过引起牙周组织与颌骨组织的改建和重塑，达到矫正错位牙齿、牙弓及颌骨的目的。

一、矫治力的分类

（一）按矫治力作用效果分类

1. 正畸力　作用力范围较小,力值较弱,通过牙齿在生理范围内的移动矫治错殆,可以使牙、牙弓和少量基骨改变,但对颅骨、颌骨的改变不明显。如形变的镍钛弓丝对牙齿施加的力。

2. 矫形力（又称整形力）　作用力范围较大,力值较强,作用于颅骨、颌骨,可以使骨骼发生改变,或打开骨缝,对颜面形态改变作用较大。如扩弓螺旋器快速开展腭中缝时施加的力。

（二）按矫治力强度分类

1. 轻度力　强度为 60~100g,一般不会移动牙齿。在摩擦力较小且无殆干扰时,可小范围调整牙齿。

2. 中度力　强度为 100~300g,是正畸的力值范围。

3. 重度力　强度大于 300g,在生长发育期,能引导骨骼的生长,改变颜面形态。

⊙链接

力值大小的判断

临床上对于施加矫治力力值的大小判断一般通过两种方法:① 通过测力计牵拉橡皮筋到需要的长度进行读数测量;② 通过橡皮链的拉伸宽度进行大致的力值判断(图 5-3)。

正常宽度——未拉伸

轻度拉伸——约30g力

不度拉伸——约100g力

重度拉伸——约150g力

图 5-3　橡皮链的拉伸宽度与力值估计

（三）按矫治力作用时间分类

1. 持续力　对错位牙持续产生矫治力,且力值变化较小,时间可达数周或更长。如弹力皮圈对牙齿施加的力。

2. 间歇力　对错位牙产生间断矫治力,矫治力会在较短时间内消失,需要频繁加力。如大部分的活动矫治器所产生的力。

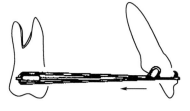

图 5-4　颌内力

（四）按矫治力的力源分布分类

1. 颌内力　同一牙弓内的牙相互牵拉,产生的作用力和反作用力在同一颌骨内(图 5-4)。

2. 颌间力　上下颌之间的牙或牙弓相互牵引产生的作用力和反作用力,根据作用目的不同,可分为Ⅱ类牵引、Ⅲ类牵引和垂直牵引(图 5-5)。

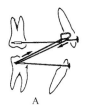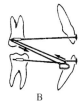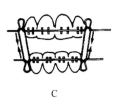

A　　　　　　B　　　　　　C

图 5-5　颌间力

A. Ⅱ类牵引;B. Ⅲ类牵引;C. 垂直牵引

3. 颌外力 以颈部和额、颏、颅等骨作为抗基承受反作用力,作用力施加于牙、牙弓或颌骨,由于承受反作用力部位支抗作用较强,可以产生较强的矫治力(图 5-6)。

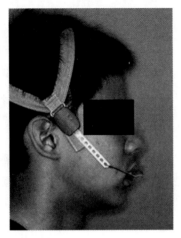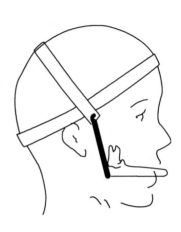

图 5-6 颌外力

（五）按矫治力的产生方式分类

1. 机械力 为矫治器或其附件由于机械形变所产生的力。如弓丝、弹簧等产生的矫治力。

2. 肌力 由口腔周围肌肉的运动或收缩产生的力。如使用功能性矫治器改变口周肌力平衡达到矫正错𬌗畸形的目的。

3. 磁力 两块永磁体之间相互作用产生的力。磁力大小与磁体距离成反比。

▶链接

磁 正 畸 力

1953 年,Behran 等将磁力引进口腔修复学领域,利用永磁体成功解决全口义齿固位问题。随后永磁体在口腔修复学领域的广泛运用引起了正畸界的关注。1977 年,Kawata 首先用磁铁快速成功移动牙齿;1978 年,Cerny 以稀土永磁体钐钴为材料,对小型磁体的异名磁极在 0 ~ 3.09mm 距离范围,以及 0° ~ 38.38° 交角的吸引力进行测试证明:上述情况下产生的磁力可以覆盖一般牙齿移动所需要的力值范围。从力学角度证明磁力矫正牙齿的可行性。

二、矫治力的强度及作用时间

1. 矫治力的强度 矫治力的强度不同,对组织所产生的影响也不同。矫治力过小,对组织不发生作用;矫治力过大则造成组织损伤。只有强度适宜的力,牙周各组织才能够处于积极活跃状态,产生类似于牙生理性组织反应和生理性移动的效果。所以临床上应根据被矫治牙的情况及其他因素,综合考虑使用适宜的矫治力。

适宜的矫治力作用于牙齿应该具有以下表征:①无明显自觉疼痛,有发胀感;②叩诊无明显反应;③松动度不大;④牙齿移动、颌位调整效果明显;⑤X 线片示,矫治牙的根部以及牙周无异常。

2. 矫治力的作用时间 矫治力作用的时间,取决于装置和施力的大小;一般矫治器都需要有加力间隔时间,此间隔时间取决于矫治力的作用时间和组织的修复时间。若矫治器加力越频繁,组织的修复过程就越短,造成牙和骨组织的损伤就加大。反之,适当延长复诊间隔时间,可以预防和减少上述损伤的发生。临床上固定矫治器一般间隔4~6周加力一次为宜,活动矫治器1~2周加力一次。

三、主要矫治构件的作用力特点

(一)弓丝和辅簧

弓丝和辅簧主要由不锈钢丝弯制。通过钢丝的弹性形变储存或释放能量产生矫治力。由于钢丝粗细不同,作用力的特点也不一样。

1. 细弓丝　初始力值较小,但作用力持续时间较长,力值改变较小,牙移动的效率较高。

2. 粗弓丝　初始力值大,但下降快,后期作用力变化平缓,力值小。

(二)弹性橡皮圈

弹性橡皮圈形变范围较大,力量柔和持续。由于受口内环境影响,力值衰减较大(皮圈在口内3小时弹力将下降40%),需要及时更换,而且要求橡皮圈扩张3倍于原始直径才能充分发挥作用。

(三)𬌗垫、平面或斜面导板

通过戴用𬌗垫、平面或斜面导板引起肌肉神经反射,调节肌张力,对牙齿产生矫治作用。此种力虽有波动但较持续,有较高的效率。

第 3 节　牙齿移动的类型

任何物体的运动,都是力作用的结果,牙齿的移动也不例外。根据牙冠和牙根的移动方向,将牙齿的移动分为以下五种类型。

一、倾 斜 移 动

在外力作用下,牙齿围绕一个旋转中心产生移动,其中牙冠的移动和牙根的移动方向相反,称为倾斜移动(tipping movement)。这是最常见的移动类型(图5-7)。

二、整 体 移 动

在外力作用下,牙冠和牙根同时在同一方向上平行移动相同距离,称为整体移动(bodily movement)。这是临床上较为理想的一种牙齿移动形式(图5-8)。

三、转 矩 移 动

在外力作用下,牙体的一部分移动,而另一部分被限制移动,称为转矩移动(torque)。临床上通常用于牙冠移动少、牙根移动多的控根移动。这种类型的移动,需要特别小心,避免牙根尖的吸收和牙髓的坏死(图5-9)。

四、伸长或压低移动

在外力作用下,使牙齿升高或压低称为伸长或压低移动(extrusion or intrusion)。牙齿的压低移动需使用轻力,以避免根尖血管受压致牙髓坏死(图5-10)。

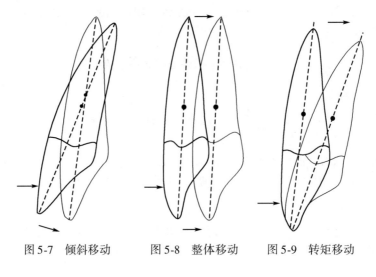

图 5-7 倾斜移动   图 5-8 整体移动   图 5-9 转矩移动

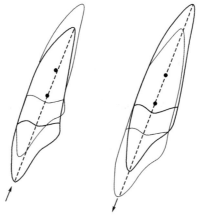

图 5-10 伸长或压低移动

五、旋 转 移 动

在外力作用下,牙齿以牙长轴为轴心进行旋转移动(rotation)(图 5-11)。牙齿的旋转移动后的组织修复过程比较慢,容易复发,需要较长时间的保持。

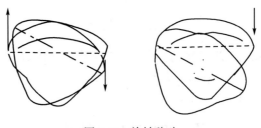

图 5-11 旋转移动

●链接

牙齿移动类型的判断

临床上牙齿移动的类型,可以通过以下三个方面的情况进行判断:①外力作用在牙冠上的位置。显然同样的力,施于牙冠切缘部和施于牙颈部,对牙齿的移动效果是不一样的。②施加于牙冠上的力的数量、大小和方向。不同大小和方向的力之间可能存在抵消或协同效应。③牙齿在龈缘区牙周组织和根尖区牙周组织的受力情况。对两区域受力情况的分析可以确定牙冠和牙根的移动方向。

第4节　矫治过程中的相关组织反应

一、牙周组织

（一）牙周膜的反应

1. 适宜的矫治力　温和而持续的矫治力使牙周膜一侧受压,另一侧受牵引,牙出现轻度松动;牙周纤维出现受压侧降解吸收,受牵引侧增生现象,牙周纤维进行再排列与重新附着的调整。

2. 过大的矫治力　牙周膜中血管过度受压,局部出现出血或缺血,导致血栓形成或玻璃样变,牙周纤维细胞坏死,成骨细胞、破骨细胞的分化终止,牙周纤维不能进行正常的再排列与重新附着,以致出现牙齿松动、牙移动变慢。

（二）牙槽骨的反应

1. 适宜的矫治力　牵张侧牙槽骨的内侧面出现成骨细胞,有新骨形成;受压侧牙槽骨内面直接骨吸收;牙槽内外骨板出现相应的增生和吸收,以维持原有的牙槽骨结构和骨量,牙的移动速度一般较理想（图5-12）。

2. 过大的矫治力　受压侧牙槽骨内面不发生直接骨吸收,而在稍远处的深部发生"潜行性"骨吸收,称为间接骨吸收。牙的移动速度减慢,出现过度松动和疼痛,恢复时易发生牙根骨粘连（图5-13）。

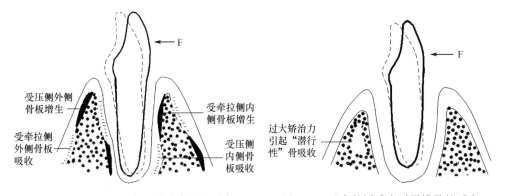

受压侧外侧骨板增生
受牵拉侧外侧骨板吸收
受牵拉侧内侧骨板增生
受压侧内侧骨板吸收

过大矫治力引起"潜行性"骨吸收

图5-12　适宜的矫治力时牙槽骨的反应　　　图5-13　过大的矫治力时牙槽骨的反应

（三）牙龈的反应

随着正畸牙齿的移动,牙龈也会发生一定变化。牙龈组织的改建速度慢于牙槽骨组织的改建,这对正畸治疗后的复发与保持具有重要意义。牙齿移动过快时,容易引起受压侧牙龈增生堆积,影响牙龈美观和不适感,容易导致复发,也可以根据需要实施牙龈环切术以减少复发。

二、牙 体 组 织

(一) 牙骨质的反应

由于牙根表面覆盖的类牙骨质具有大于牙槽骨的抗压保护功能,因此牙骨质的吸收较少。理想的作用力应该控制在不使牙骨质发生吸收或少量吸收的强度。

(二) 牙根的反应

1. 适宜的矫治力 牙根长度稍有吸收而变短。

2. 过大的矫治力 根尖出现进行性吸收,牙根变得短而钝。较大的矫治力持续时间过长也会出现上述现象。

3. 牙根特发性吸收 这种现象的出现与矫治力无关,但会在受力后加重吸收,甚至深层牙本质也出现吸收。

(三) 牙髓组织的反应

1. 适宜的矫治力 牙髓组织轻度充血,对温度敏感,有时牙髓活力下降,矫治完成后一般可恢复。

2. 过大的矫治力 可出现牙髓炎、牙髓组织变性直至坏死。

○■链接

正畸治疗中遇到死髓牙怎么办?

矫正牙齿的时候,经常可以遇到需要移动的牙已经是死髓牙的情形。一般情况下,死髓牙若无根尖周炎,牙周情况良好,是可以施加矫治力移动的,但要求矫正移动前应做完善的根管治疗,以保证正畸治疗的效率和效果。

三、乳牙移动对恒牙胚的作用

1. 适宜的矫治力 在乳牙根尚未吸收的情况下进行矫治时,恒牙胚可随乳牙同方向运动。临床上可利用此方法获得间接矫治恒牙的效果。

2. 过大的矫治力 恒牙胚可能被乳牙根推向相反的方向。

四、腭中缝的变化

腭中缝尚未完全形成骨性融合前,在矫形力的作用下,其潜在间隙可以被逐渐打开。扩弓疗效主要取决于中缝快速劈裂的程度,以及双侧后牙向颊侧的移动效果,前者是主要效应;当腭中缝完全形成骨性融合后,此时的扩弓疗效主要取决于双侧后牙向颊侧移动的结果。

五、牙移动对邻牙的影响

由于牙周膜嵴上纤维的牵拉作用,一颗牙移动时,其相邻牙也会紧跟其后作同向轻微的运动。

六、牙移动后牙周围组织的改建与恢复

1. 牙周膜的恢复 矫治结束后,牙周膜纤维重新排列。保持 1 个月后,牙动度趋于正常,但牙周纤维重新排列需要更长时间,牙颈部的主纤维保持 9 个月仍不能排列规则。

2. 牙槽骨的改建　保持过程是新生牙槽骨进一步钙化和骨小梁改建的过程。保持 9 个月,新生牙槽骨仍未形成板层骨样结构。

3. 牙周膜与牙槽骨的结合　保持 3 个月,牙周膜的胶原纤维形成与牙槽骨的正常结合。

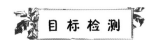

目 标 检 测

A₁ 型题

1. 关于牙齿的阻抗中心叙述正确的是
   A. 促使牙移动的力可以直接施加在阻抗中心上
   B. 通过阻抗中心的力可以使牙齿整体移动
   C. 阻抗中心随着力的作用点位置不同而改变
   D. 阻抗中心与牙根的形态大小数目有关而与牙周情况无关
   E. 阻抗中心就是牙齿的物理学质心

2. 多根牙的阻抗中心位于
   A. 距牙槽嵴顶 2/5 根长处
   B. 近牙槽嵴端,为根长的 1/3 ~ 1/2
   C. 根分歧下 1 ~ 2mm 处
   D. 牙颈部
   E. 牙冠部

3. 镍钛弓丝对牙齿施加的力是
   A. 正畸力　　　B. 矫形力
   C. 肌力　　　　D. 颌外力
   E. 颌间力

4. 扩弓螺旋器施加的力是
   A. 正畸力　　　B. 矫形力
   C. 肌力　　　　D. 颌外力
   E. 颌间力

5. 初始力值较小,但作用力持续时间较长,力值改变较小,牙移动效率较高的矫治装置是
   A. 弹性橡皮圈　　B. 斜面导板
   C. 粗丝唇弓　　　D. 细丝唇弓
   E. 殆板

6. 主要的正畸力力值范围是
   A. 10g　　　　　B. 0 ~ 50g
   C. 60 ~ 350g　　D. 1000g 以上
   E. >500g

7. 矫治力作用于牙齿不应该具有以下哪项表征
   A. 无明显自发疼痛
   B. 叩诊无明显反应
   C. 对温度高度敏感
   D. 松动度不大
   E. 移动效果明显

8. 关于牙齿移动类型描述正确的是
   A. 倾斜移动需要加大的力才能实现
   B. 整体移动冠根移动距离相等,方向相反
   C. 牙冠相对不动牙根移动属于转矩移动
   D. 旋转移动不易复发
   E. 牙齿的升高不需重力,压入需要重力

9. 正畸牙移动后仍能维持稳定且牙根本身很少发生吸收的生物学基础是
   A. 牙槽骨具有可塑性
   B. 牙骨质具有抗压性
   C. 牙周膜能维持其内环境的稳定
   D. A+B+C
   E. A+C

第6章

矫治器及其制作技术

 学习要点

1. 矫治器的类型。
2. 固定和活动矫治器的组成。
3. 支抗的意义及种类。
4. 常用活动矫治器的制作方法。
5. 方丝弓矫治器与直丝弓矫治器的区别。

矫治器(appliance)是正畸治疗的一些装置,而矫治技术则是正畸治疗的关键。只有准确理解和掌握矫治技术,矫治器才能发挥最佳的效能,收到最好的效果。临床上需要根据患者的实际情况和需求而合理选用。

第1节 概　　述

一、矫治器意义

矫治器是用来矫治错𬌗畸形的装置。不同的矫治器由不同的作用部件构成,或自身产生作用力,或借助口周肌力,使错𬌗畸形得到治疗,达到预期的目的。

二、矫治器的性能要求

1. 无毒无害　矫治器的制作材料,应性能稳定,对人体组织无毒无害。
2. 舒适美观　矫治器应小巧舒适,隐蔽性好,不影响口腔生理活动和美观。
3. 卫生健康　矫治器应易洗刷,便于清洁。
4. 简单高效　矫治器的结构简单,操作简便,疗效可靠快捷。

三、矫治器的分类

1. 矫治器按照是否可以自由摘戴分类　分为活动矫治器和固定矫治器两种。
2. 按照作用目的分类　分为矫治性矫治器、预防性矫治器和保持性矫治器三种。
3. 按照矫治力来源分类　分为机械性矫治器、磁力性矫治器和功能性矫治器三种。

四、活动矫治器与固定矫治器的比较

活动矫治器和固定矫治器因其矫治原理、结构设计、佩戴形式等都不一样,所以其优缺点也有很大差异(表6-1)。

表 6-1　固定矫治器和活动矫治器比较

	活动矫治器	固定矫治器
优点	1. 可自行取戴,易清洁 2. 若施力过大,可自行取下 3. 不影响美观 4. 对简单的错𬌗矫治比较简便 5. 构造简单易制作,费用低	1. 固位好,支抗足 2. 对牙的操控性好,使用范围广 3. 体积小、舒适,不影响发音 4. 加力间隔时间长 5. 矫治力可持续作用,疗程较短
缺点	1. 支抗通常不足 2. 牙齿多为倾斜移动 3. 异物感明显,影响发音 4. 对患者的配合依赖性高 5. 剩余间隙处理困难	1. 对口腔卫生保健要求高 2. 椅旁操作时间较长 3. 若施力过大,不能自行取下 4. 结构复杂,费用较高

● 链接

活动矫治器的盛与衰

　　1808 年,Calalan 使用斜面导板矫治下颌后缩开始,活动矫治器逐渐在欧洲、美国开展使用。活动矫治器也在不断进行改进和创新,但主要还是体现在其固位卡环的设计改进上。20 世纪以来,由于 Angle 的影响,美国正畸学家一直致力于固定矫治器的研究,并不重视活动矫治器。而此时的欧洲,由于社会福利系统的发展,要求正畸治疗者增多,活动矫治器得到更为广泛的发展。同期活动矫治器的新部件诞生:一是奥地利的 Schwartz 医生发明了各种分裂基托矫治器;另一个是英国的 Adams 医生发明了 Adams 箭头卡环,可以说活动矫治器的发展到达了高峰。然而,20 年过去了,伴随固定矫治器及矫治技术的日益完善,固定矫治器被各国正畸医生接受,并广泛应用。现在活动矫治器主要用于替牙期的生长引导,儿童或成人个别牙的移动,牙周病及修复科患者的辅助治疗,以及固定治疗后的保持。

五、支　抗

(一) 支抗的定义

　　正畸治疗过程中,任何施加于被移动牙齿的矫治力,必然会产生一个大小相等、方向相反的反作用力,能抵抗这个反作用力的结构称为"支抗"(anchor)。这些结构可以是牙、牙弓、口唇肌肉、颅面骨骼等。

(二) 支抗的种类

1. 颌内支抗　支抗牙与被移动牙在同一牙弓内,利用支抗牙作为支抗使被移动牙移动。这种支抗一般来自牙周膜面积较大的后牙。

2. 颌间支抗　支抗牙与被移动牙不在同一牙弓内,而是以上颌(上牙弓)或下颌(下牙弓)作为支抗来矫治对颌牙齿;或是以上下颌间的交互支抗来调整牙位或颌位关系(图 6-1)。

3. 颌外支抗　以枕部、颈部、头顶部等口腔颌面以外的部位作为支抗部位,来抵抗较大作用力的反作用力。

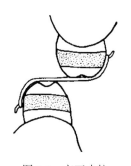

图 6-1　交互支抗

> **链接**

登山运动中的"支抗"

在登山运动中,我们可能会注意到这样一个画面:一个运动员登顶后,他会将携带的绳索在一棵粗壮的大树上捆绑好,然后抛下绳索给后来的同伴。为什么不会把绳索捆绑在小树上呢?显然大树才能抵抗来自运动员攀登时从绳索传递的极大的拉力和重力。这种情况下,大树就是一个强大的"支抗"。

(三)增加支抗的方法

在正畸治疗过程中,希望矫治牙按需要的方向和距离移动,而作为支抗部分的牙则常要求尽量不移位或少量移位,以保持良好的矫治效果及𬌗关系。这就需要对支抗进行认真的研究和设计,并采取一些适当加强支抗的措施。临床上常用的加强支抗的方法如下。

(1)增加支抗牙数目,如在活动矫治器上增加卡环或邻间钩等固位装置;固定矫治器中在第二磨牙上装配带环等。

(2)加大基托面积,保持与组织面密贴。

(3)将支抗牙连成一个整体(彩图17)。

(4)颌内、颌间、颌外支抗的同时运用。

(5)上颌两侧第一磨牙间加横腭杆或 Nance 弓(彩图18),下颌两侧第一磨牙间加舌弓。

(6)颌骨内种植体支抗(彩图19)。

> **链接**

一种新的支抗——种植体支抗

种植体支抗技术是近年来逐步发展起来的新技术,也是正畸研究和治疗的新热点,其核心是应用植入牙槽骨或颌骨的种植体作为支抗。它的出现解决了一直约束正畸发展的支抗控制问题,实现对牙齿移动的精确控制,特别是减少了口外支抗的使用,极大地降低正畸治疗对患者配合程度的依赖。应用种植体支抗可以实现常规手段难以实现的患牙移动,使很多疑难病例的治疗成为可能。

第 2 节　活动矫治器及其制作技术

一、概　　述

活动矫治器由固位部分、加力部分和连接部分组成。它与固定矫治器共同构成矫治技术的两大体系。活动矫治器结构简单、设计灵活多变,它可以为不同的牙齿移动而进行各种具体的设计,是一种便于推广应用的矫治技术;对于必须矫治而又相对简单的错𬌗,活动矫治技术有重要的应用价值。

二、常　用　器　材

1. 尖头钳　用于弯制各种固位卡环、加力弓丝等(图6-2)。

2. 梯形钳　用于弯制各种固位卡环、唇弓、圈簧等(图6-3)。

3. 平头钳　用于各类曲簧的曲部夹持,或连接体末端弯制(图6-4)。

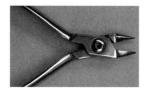

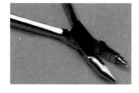

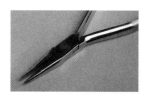

图 6-2　尖头钳　　　　　　　图 6-3　梯形钳　　　　　　　图 6-4　平头钳

4. 三喙钳　用于金属丝短距离大角度的弯曲(图 6-5)。

5. 日月钳　用于弯制弓丝的曲部或弓丝加力(图 6-6)。

6. 粗丝切断钳　用于切断直径不超过 1.2mm 的钢丝,如口外弓、面弓等(图 6-7)。

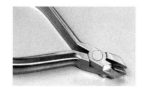

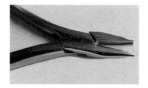

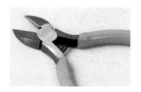

图 6-5　三喙钳　　　　　　　图 6-6　日月钳　　　　　　　图 6-7　粗丝切断钳

7. 微型焊枪　用于银焊焊接矫治器的附件(图 6-8)。

8. 电烙铁　用于锡焊焊接活动矫治器附件。

三、常 用 材 料

1. 焊合金

(1)锡焊:成分为纯锡。强度较低,用于不锈钢丝卡环、连接体之间的焊接。焊媒是正磷酸。

(2)银焊:成分为银。用于镍铬合金、不锈钢焊接。焊媒是氟化钾为主的高氟碱性焊媒。

2. 塑料　主要选用自凝塑料,一般用透明色或透明彩色,以区别于活动义齿,用于活动矫治器的基托制作和修补。

3. 不锈钢丝　常用于活动矫治器卡环、唇弓、各类曲簧的制作(表 6-2)。

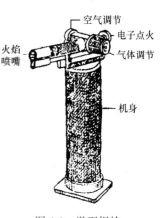

图 6-8　微型焊枪

表 6-2　常用活动矫治器不锈钢丝规格和用途

号码	规格(直径 mm)	用途
16～17	1.6～1.4	口外弓
18	1.2	腭杆、J 钩
19	1.0	扩弓簧、磨牙卡环
20	0.9	磨牙卡环、邻间钩、唇舌弓
21	0.8	后牙箭头卡环、唇弓、邻间钩
22	0.7	前牙箭头卡环、乳牙卡环
24～26	0.6～0.5	各类曲簧

四、活动矫治器各部分的制作和应用

活动矫治器部件的制作类似可摘局部义齿的制作。许多可摘局部义齿制作技术中的要求,也同样适用于活动矫治器的制作,例如在模型的设计中,对于倒凹的利用或填埋;卡环连接体与组织面之间应该留有包埋塑料所需的间隙;缓冲部位的处理;卡环弯制的一般要求;基托厚度的要求等。在制作过程中,很好地把握这些要求,对于制作出精良的矫治器无疑是极为有益的。所以本节内容并未完全将各部件制作的每一步骤详细描述,而是对于操作的关键点加以提示(个别部件制作步骤用图示加以说明)。

（一）固位部分的制作

1. 单臂卡环(图6-9)

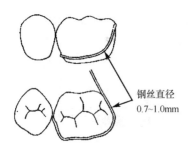
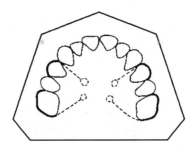
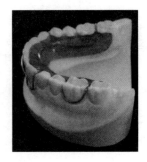

钢丝直径
0.7~1.0mm

图 6-9　单臂卡环

（1）功能及特点:单臂卡环多用于倒凹明显的恒磨牙或前磨牙,但不适用于磨牙牙冠萌出不足、倒凹不足或缺损过大的情况。较多地使用于对支抗要求不高的矫治器的制作。

（2）制作步骤和要点:

1）根据固位牙位不同,选用0.8～1.0mm的不锈钢丝,通常选择第一磨牙,也可以选择其他牙位。

2）判断固位牙倒凹位置。

3）取一段5cm长的不锈钢丝,末端磨圆钝,用尖头钳或梯形钳将钢丝末端弯入固位牙的近(远)中颊角倒凹区,再弯制卡臂沿倒凹区向非倒凹区移行,要求卡臂与牙面密贴,跨越殆外展隙(支抗作用较好)至舌侧形成连接体。

4）卡环连接体部长1～1.5cm,末端做一小圈,防止卡环连接体部因为在基托内旋转而出现脱落。

5）连接体部越过殆面时,避免妨碍咬合。

2. 邻间钩

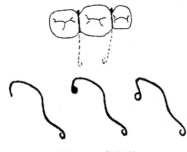

图 6-10　邻间钩

（1）功能及特点:邻间钩适用于邻接关系良好的前、后牙上,固位作用较强。通常将邻间钩置于第一、二前磨牙间,或前磨牙与磨牙间,又称颊钩(图6-10);置于前牙间,称唇钩。

（2）制作步骤和要点:

1）选用直径为0.8～0.9mm的不锈钢丝。

2）弯制前将两牙颊侧邻接点下方龈乳头处石膏,用雕刻刀修去0.5～1.0mm。

3）取一段不锈钢丝,末端磨圆钝,用尖头钳将钢丝末端弯成小于90°角,长0.6～0.8mm的弯钩,游离端要磨圆钝或加银焊成球状,钩在两邻牙间的邻接点;若牙冠长、楔状隙明显,游离端也可弯成圈状或三角状,插入两邻牙间的楔状隙。

4）连接体部要求同单臂卡环。

3. 箭头卡环　箭头卡环又称亚当斯(Adams)卡环。由桥部(又称横梁)、近远中箭头及连接体三部分组成。

(1)功能及特点:牙冠高、倒凹明显者,固位效果显著;也适用于萌出不足的牙齿。主要用于第一磨牙,其他牙位也可使用。适用于对支抗和固位要求较高的病例。箭头卡环变异形式较多。

(2)制作步骤和要点(图6-11):

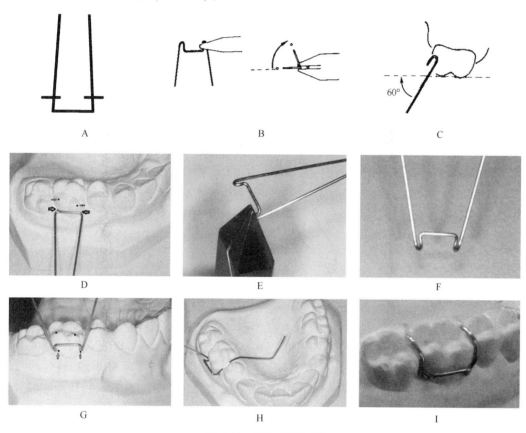

图 6-11　箭头卡环步骤

1)选用0.7～0.9mm的不锈钢丝。

2)弯制前将两牙颊侧邻接点下方龈乳头处石膏,用雕刻刀修去0.5～1.0mm,以便将箭头部分卡入两邻牙楔状间隙内,以增加固位。

3)取一段8cm长的不锈钢丝,依照基牙颊面近远中宽度,用记号笔在钢丝上标记,然后用梯形钳将钢丝两端弯向同侧成略小于90°角,形成卡环桥部(图6-11A、B)。

4)在距转折部2～3mm处,将钢丝反向弯曲180°角,形成两箭头;用钳喙夹持箭头平面做如图所示(图6-11B、E)的转角(注意区分近、远中角度),箭头位置确定后,弯制钢丝越殆部分,进入舌侧形成连接体。

5)注意横梁应与牙列颊侧平行,且离开牙体约1.0mm。横梁可以稍加弯曲以调整两侧箭头,但不能弯曲太大。

6)箭头应该放置于牙冠颊面近远中倒凹区,而不是近远中邻面倒凹区。

7)弓丝的弯制不应出现明显的锐角和妨碍咬合的情况。

4. 其他固位装置 活动矫治器的固位体还有连续卡环、杜伊辛斯(Duyzings)卡环、布萨 Y 型卡环、短唇弓等(图 6-12)。

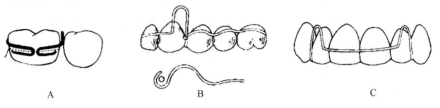

图 6-12 其他固位装置
A. 杜伊辛斯卡环;B. 连续卡环;C. 短唇弓

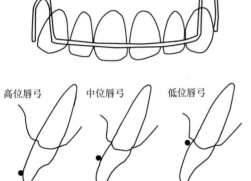

图 6-13 唇弓

(二) 加力部分的制作

1. 唇弓

(1) 功能及特点:用于内收前牙,关闭前牙散在间隙,减小前牙覆盖;矫治后的保持;焊接其他附件。根据唇弓水平部分在切牙唇面的位置可分为:①高位唇弓,位于切 1/3,用于矫治前牙唇向倾斜,内收前牙;②中位唇弓,位于中 1/3,用于矫治后的保持;③低位唇弓,位于龈 1/3,较少使用,唇倾较大的前牙慎重使用,避免造成前牙𬌗向伸长(图 6-13)。

(2) 制作步骤和要点:

1) 选用 0.8~0.9mm 的不锈钢丝。一般从唇弓的水平部分开始弯制,前段弓形部分与前牙区牙弓形态吻合。

2) 在相当于与尖牙的中 1/3 和远中 1/3 交界处,向龈方转折形成 U 形曲,唇弓的 U 形曲顶端距前庭沟黏膜转折处 2.0~3.0mm(或顶端距尖牙龈缘 4.0~5.0mm);U 形曲离开黏膜约 0.5mm。

3) 唇弓的 U 形曲的宽度为尖牙近远中宽度的 1/2~2/3。两侧应对称平行。

4) 在第一前磨牙与尖牙之间越𬌗进入舌侧形成连接体。

5) 唇弓的水平部分一般应与前牙牙弓弧形一致,与前牙唇面最凸点接触。

2. 双(三)曲簧

(1) 功能及特点:适用于矫治舌、腭向错位牙(图 6-14A)。

(2) 制作步骤和要点:

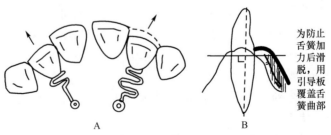

图 6-14 双(三)曲簧
A. 𬌗面观;B. 矢状面观

1）选用直径 0.4 ~ 0.6mm 的不锈钢丝或澳丝。

2）用长尖头钳弯制簧的游离端，游离端应抵住后牙或前牙舌侧近龈缘区，弧度与颈缘线一致，然后弯制两个或三个弯曲，要求双(三)曲平面尽量与牙长轴垂直。

3）簧的宽度应与牙冠宽度相等或稍短。

4）曲的转折处要圆钝，不得形成锐角，以增加簧的弹性和可调范围。

5）曲平面与连接体部的角度应形成圆滑状。

🔗 **链接**

防止双(三)曲簧在牙面滑动的小技巧

临床上，常见簧加力后，沿牙齿舌面滑动，改变牙齿受力方向，影响矫治效果。解决方法是：首先将簧用蜡包埋，用蜡匙烫平蜡面，修整边缘，宽度稍大于簧宽度，然后用自凝塑料铺于蜡面上，但不宜太厚，塑料硬化后去除包埋的蜡，这样就使双(三)曲簧置于基托塑料形成的导面下，导面可引导曲簧的施力，防止簧沿牙体舌面滑动或刺伤黏膜(图 6-14B)。

3. 扩弓簧

（1）功能及特点：又称分裂簧。位于近前磨牙区称前扩弓簧，一般为菱形或 U 形；位于第二磨牙区间称后扩弓簧，一般为倒 W 形(图 6-15)。用于扩大牙弓宽度或推磨牙向远中，以增加牙弓的长度。扩弓簧也可置于牙弓其他部位以满足矫治需要。临床上也有用四角圈簧扩弓器进行扩大牙弓的。

（2）制作步骤和要点：

1）上颌用直径 0.9 ~ 1.0mm 的不锈钢丝，下颌用直径

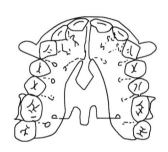

图 6-15　扩弓簧

0.8mm 不锈钢丝。

2）扩弓簧可弯成菱形、W 形或 U 形等，其大小根据所安放的位置和作用而不同。弯曲处应圆钝，两侧要对称。弯制时先用日月钳或梯形钳形成菱形的尖端，然后根据大小在钢丝两端对称处用记号笔做标记，分别将钢丝两端弯向内，形成菱形，再于两侧钢丝交叉处各向外弯曲，形成菱形开口，钢丝的末端再向外弯成波浪形，形成小连接体。连接体伸入两侧基托内约 2/3，以增加固位。

3）扩弓簧应充分暴露于基托外，离开基托边缘 3 ~ 4mm，便于调节加力。扩弓簧的开口位置根据作用不同可有多种选择。

4）弯曲要圆钝，扩弓簧各部分应离开黏膜 1 ~ 2mm，以免加力时压迫黏膜。

5）基托应先整体制作完成后，再剖开需要分裂部位的基托。

4. 扩弓螺旋器　一般用于扩大牙弓宽度或推磨牙向远中增加牙弓的长度。根据扩弓螺旋器所置位置不同，所起作用也不一样。如对称扩弓时，常用带有螺旋器的分裂基托矫治器(彩图 20)，或支架式扩弓螺旋器(彩图 21)，两者制作方式不同，后者效果优于前者。

5. 其他加力装置　活动矫治器中，还会使用到的加力装置有：U 形簧、环圈簧、爪簧、指簧、单(双)曲纵簧、橡皮圈(筋)等(图 6-16)。

（三）连接部分的制作

1. 功能及使用特点　类似可摘义齿的基托。它除了把固位部分和功能部分连成一个整体外，还可以将矫治牙齿的反作用力，通过基托组织面和基托边缘分散到黏膜、颌骨和其他牙齿上。由于活动矫治器在口内戴用时间较短，因而常用自凝塑料涂塑法制作基托。也

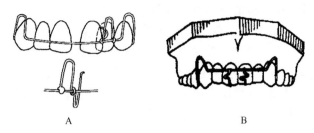

图 6-16　其他功能装置

A. 唇弓上焊 U 形簧；B. 爪簧

可用热充填处理法、加压成形法等。

2. 制作步骤和要点

（1）基托一般厚 2～2.5mm，下颌前牙舌侧基托应稍厚，以防折断。

（2）若基托舌侧需要起支抗或对抗作用，在后牙区边缘应伸展到外形高点线及以上部位为好，以不妨碍咬合为度（图 6-17）；若舌侧基托仅起保持作用，前牙区基托边缘应伸展覆盖舌隆突，后牙区边缘在牙外形高点线处呈线状接触，可以减少食物残留，保持口腔卫生（图 6-18）。

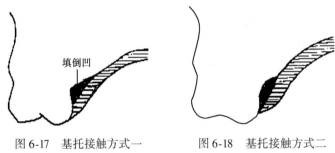

图 6-17　基托接触方式一　　　　图 6-18　基托接触方式二

（3）应避免基托边缘直接与牙龈缘接触，可以减少龈缘炎症的发生。

（4）模型舌侧的倒凹和龈边缘区应缓冲处理；牙齿需要向舌侧移动时，基托舌侧边缘应做适当调磨。

（5）为了辅助固位或增加附件，有时基托后界可延长至第二恒磨牙远中。

（四）涂塑自凝塑料的方法

1. 笔积法

（1）弯制好钢丝部分后，在模型上画出基托边缘线。

（2）涂分离剂，固定钢丝。

（3）笔积操作：

1）用细毛笔蘸液态单体后，笔尖接触粉末，使粉末形成团状。

2）迅速将团状粉末涂布模型表面形成基托，为避免形成气泡，应逐层涂布。

3）随时用纱布擦除笔尖上已硬化的塑料。

4）基托在 10～20 分钟初步硬化，不能立即从模型上取下，以免变形。此时可将模型在冷、热水中交替浸泡 5～6 次，以保证基托完全硬化。

5）操作完成后，要将笔清洁。若笔尖硬化，可在丙酮或单体中浸泡一个晚上即可。

2. 撒粉法　前面（1）、（2）步骤与笔积法相同，（3）步骤为：将粉末撒在制作区域内，用自备或配套的吸管吸取单体滴在粉末上,逐步完成,为保证基托完全硬化,也应将模型在冷、热水中交替浸泡 5 ~ 6 次。这种方法做出来的基托表面光滑,打磨方便,节约材料。

五、银　焊

临床上大多数正畸矫治器制作中所需的焊接都是银焊,常用的器械是袖珍型气体焊接器,一般使用丁烷或液化石油气作为燃剂。焊接步骤如下。

（1）清洁焊接面:磨光以去除焊接面的油脂及氧化物。

（2）调节焊接火焰:焊接火焰需要调节为高度适当的尖细焰,火焰分为外焰(深蓝色的氧化焰)、内焰(淡蓝色的还原焰)、焰心(未完全燃烧的气体),外焰燃烧最充分,温度最高。

（3）为了减少焊接面的氧化,应该在背光地方使用淡蓝色的内焰尖端进行焊接。

（4）焊接前,应该在焊接面添加焊媒,在火焰上加热使之熔解以保护焊接面。

（5）在需要焊接的一端先加焊银,还原焰加热,使其熔附在焊面。

（6）将需要焊接的另一端预热,靠近有焊银部位,还原焰同时加热,焊银熔化包裹两端焊接面,即撤离火焰,浸水冷却后检查焊接质量;操作中注意操作支点,保证焊接位置的准确。

六、常用活动矫治器制作及其应用

（一）螺旋器分裂基托矫治器和支架式扩弓螺旋器

1. 功能及特点　一般用于扩大牙弓宽度或推磨牙向远中以增加牙弓的长度。根据扩弓螺旋器所置位置不同,所起作用不一样。如对称扩弓时,临床上常用螺旋器分裂基托矫治器(彩图 20),或支架式扩弓螺旋器(彩图 21),两者制作方式有所不同,后者效果优于前者。

扩弓螺旋器型矫治器多用于上颌基骨宽度的扩大,应在腭中缝完全融合前进行,适用于 8 ~ 14 岁的患者,一般不应大于 15 ~ 17 岁,否则牙弓的扩大主要为后牙的颊向倾斜。慢速扩弓每周加力 1 ~ 2 次,使螺距增加 1mm,矫治力始终保持在 500 ~ 800g,约 2.5 个月,可打开腭中缝,牙弓扩宽 10mm;快速扩弓每天加力不超过 2 次,每次 1/4 圈,使螺距增加 0.5 ~ 1mm,2 ~ 3 周后可使腭中缝增宽 10mm 左右,每周复查一次;一般以上磨牙舌尖接触到下磨牙颊尖作为扩弓到位的标志;扩弓到位后,扩弓装置继续放置 3 个月。

2. 制作步骤和要点

（1）螺旋器分裂基托矫治器(图 6-19)制作步骤及要点:

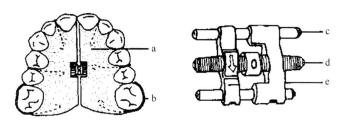

图 6-19　螺旋器分裂基托矫治器

a. 分裂基托;b. 单臂卡环;c. 连接杆;d. 导栓;e. 导栓架

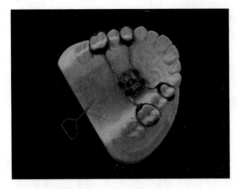

图 6-20　支架式扩弓螺旋器

1）首先设计可靠的固位装置。

2）模型组织面涂布分离剂；在放置螺旋器的组织面铺 1～2mm 厚的蜡片。

3）用蜡封住螺旋器的孔隙，注意防止孔隙被塑料包埋。

4）按照划定的区域涂布自凝塑料，与牙齿接触的基托边缘应密合，以保证加力的效果。

5）基托在制作完成后再剖开基板。

（2）支架式扩弓螺旋器（图 6-20）制作步骤及要点：

1）恒牙列期，首选在 64|46 各牙上做带环；乳牙列期可选择乳磨牙。

2）将试好的带环戴入牙上（暂时不固定），取印模，脱模后取下带环，按原位用蜡固定在印模中，灌注石膏模型，带环被翻制在石膏模型上。

3）选用直径 1.2mm 的不锈钢丝，弯制支架与带环舌侧焊接。

4）焊接时注意保护好扩弓螺旋器。

5）扩弓螺旋器不得紧贴上腭黏膜，防止扩弓后压迫上腭黏膜；也不宜因位置远离上腭影响舌的运动。

6）焊接后取下支架式扩弓螺旋器，打磨抛光，注意防止支架变形。

（二）𬌗垫式活动矫治器

1. 功能及特点　用于纠正前牙反𬌗及解除咬合锁结关系。要求患者进食时必须戴用矫治器，𬌗垫咬合面与对颌牙不应有尖窝交错关系，不影响下颌位置调整，厚度以解除上下前牙反覆𬌗为度（图 6-21）。𬌗垫咬合面可雕刻沟槽以便于食物的排溢。当反𬌗解除后，可以分次磨低𬌗垫，每次磨除 0.3～0.5mm，直至全部磨除。严重的骨性反𬌗慎用。

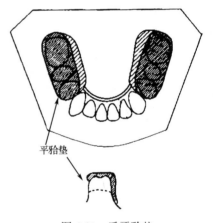

平𬌗垫

图 6-21　后牙𬌗垫

2. 制作步骤和要点

（1）设计固位卡环，可以在磨牙或前磨牙放置箭头卡或单臂卡环。

（2）模型组织面涂布分离剂后，用蜡在模型颊面固定卡环。

（3）调拌并涂布自凝塑料，𬌗垫范围包括所有除矫正牙之外的后牙，应覆盖后牙牙冠𬌗面、全部舌侧面及颊面𬌗边缘部分。

（4）如需进行颌间牵引，可做平面式𬌗垫，以利于颌间关系的调整。

（5）由于𬌗垫有压低对𬌗牙的趋势，所以𬌗垫高度以上、下颌牙分开 1～2mm 为宜，上下前牙离开最多不超过 2.0mm。

（6）前牙的反𬌗解除后，逐步调磨后牙区𬌗垫直至完全磨除。

（7）需要上颌前方牵引者，可在两侧尖牙近中区增加两个牵引钩，与前牵面具配合使用。

（三）平面导板矫治器

1. 功能及特点　适用于矫治后牙高度不足的低角型深覆𬌗患者。由于下前牙接触导板时,后牙脱离接触而促进后牙及周围牙槽组织的垂直向生长(图6-22),同时,下前牙的垂直向生长受到抑制。高角型患者慎用。

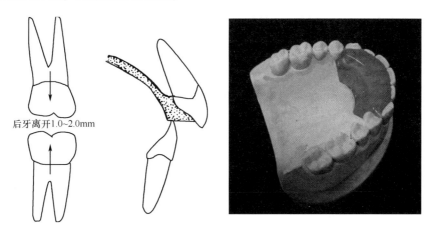

后牙离开1.0~2.0mm

图6-22　上颌平面导板

2. 制作步骤和要点

(1) 设计固位体,可以在 3|3 放置单臂卡环或在 32|23 之间放置邻间钩。

(2) 模型组织面涂布分离剂后,用蜡在颊面固定卡环于模型上。

(3) 调拌并涂布自凝塑料,在腭侧基托的前缘加厚形成平面导板,导板与𬌗平面平行,导板左右径应达到两侧尖牙的远中,前后径为7~8mm。

(4) 当下前牙咬在平面导板时,接触应均匀,上下后牙离开2.0~3.0mm。制作完毕取下打磨抛光。

(5) 平面导板根据后牙接触的情况应逐次加高,直到深覆𬌗矫治为止。

(四) 斜面导板矫治器

1. 功能及特点　适用于上颌正常、下颌后缩的远中错𬌗。由于斜面导板也使后牙脱离接触,所以也具有矫治深覆𬌗的作用(图6-23)。

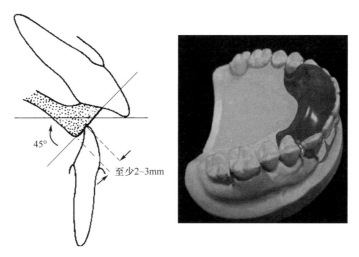

45°

至少2~3mm

图6-23　上颌斜面导板

2. 制作步骤和要点

（1）设计固位体,可以在 3|3 放置单臂卡环或在 32|23 之间放置邻间钩。

（2）模型组织面涂布分离剂后,用蜡在模型颊面固定卡环。

（3）调拌并涂布自凝塑料,在腭侧基托的前缘加厚形成斜面导板,导板与𬌗平面呈 45°~60° 角;导板左右径应达到两侧尖牙的远中;前后向,应在下切牙正中咬合时,下切缘咬在斜面导板后缘之前 2~3mm 处。

（4）斜面导板使后牙也脱离接触,离开距离视咬合情况而定,不宜过大。制作完毕取下打磨抛光。

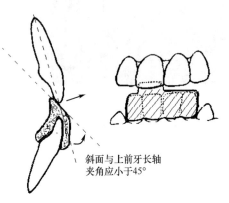

斜面与上前牙长轴
夹角应小于45°

图6-24　下颌塑料联冠式斜面导板

（五）下颌塑料联冠式斜面导板

下颌塑料联冠式斜面导板是一种矫正前牙反𬌗的装置,全部由塑料涂塑而成。

1. 功能及特点　用于乳牙期多数前牙反𬌗及部分或个别早期萌出的恒切牙反𬌗,尤其是反覆𬌗较深反覆盖不大的前牙反𬌗(图6-24)。戴用斜面导板 2~3 个月后,若效果不佳,应改用其他方法,否则磨牙将伸长。

2. 制作步骤和要点

（1）修整模型,填补倒凹,模型组织面涂布分离剂。

（2）调拌并涂布自凝塑料,塑料要包裹下前牙牙冠的唇、舌侧。

（3）斜面与上前牙长轴呈 45° 角或稍小角度。

（4）斜面导板应避让上前牙舌侧龈组织。

（5）制作完毕取下打磨抛光,并用氧化锌黏结于牙冠。

（6）斜面导板需要注意观察疗效,随时调磨或加大斜面导板斜度。

七、活动矫治器的使用要求

（1）治疗前应该充分了解患者心理,调动患者和家长的积极性和主动性。

（2）一般的矫治器在进食时取下,但是𬌗垫式活动矫治器,平(斜)面导板矫治器和联冠式斜面导板要求进食时也佩戴,饭后取下清洗干净后再戴入口内。

（3）矫治器塑料基托不能用沸水烫洗或乙醇浸泡,可用牙膏刷洗,不用时浸泡在冷水中。

（4）活动矫治器一般间隔 2 周复诊,扩弓器间隔 2~3 周复诊,平(斜)面导板矫治器间隔 4~6 周复诊。

第3节　功能性矫治器及其制作技术

一、概　　述

功能性矫治器(functional appliance)的矫治理念是希望通过设计矫治器人为地消除影响颌面发育的不利因素,主动为颌面发育创造一个有利的生长环境,从而获得较理想的牙颌面功能与形态。虽然目前对于功能性矫治器的作用机制仍然存在不同的观点,但是临床研究能够证实其对颌骨的生长改良、牙和牙槽骨的改变,以及口周软组织的改变有确实的疗效。

功能性矫治器主要用于口面肌功能异常所引起的功能性错颌畸形,也能矫治部分早期的骨性错𬌗,矫治前充分考虑颅面生长方向和生长型。就其对骨性生长改良的效果而言,青春迸发期前 1 ~ 2 年是最佳矫治时期。目前的研究和临床实践也表明:①某些功能性矫治器(如 Herbst 矫治器)对于年轻成人也有一定的疗效;②基于双期矫治(前期功能性矫治,后期固定矫治)的考虑,有些学者倾向于青春迸发期的减速阶段或恒牙列初期开始功能性矫治。面部发育接近完成时,功能性矫治器的疗效受到限制。

功能性矫治器可分为三大类:简单功能性矫治器、肌激动器类、功能调节器类。其戴用时间,每天应不少于 14 小时,一般多夜间戴用,全天戴用者效果更佳。对于严重颌间关系不调的患者,在达到矫治目标后,可以继续戴用原矫治器 3 ~ 6 个月。一般功能矫治完成后,复发的可能性和程度比固定矫治小。

临床上,大多数患者在功能性矫治完成后,通常还会使用固定矫治器来解决牙齿的排列和精细调整问题。

二、简单功能性矫治器

此类矫治器可以直接将肌力传递到牙齿。常用简单功能性矫治器主要是前庭盾、唇挡等。

(一) 前庭盾

前庭盾是一种破除咬唇、吮指、口呼吸习惯的装置,全部由塑料涂塑而成。

1. 功能及特点　前庭盾适用于破除口呼吸、吮指等习惯,尤其适用于口呼吸伴有伸舌习惯并已造成开𬌗的。主要在晚上戴用,但要争取白天的戴用时间;开窗前庭盾适用于咬唇、吮指习惯的矫治,一般除刷牙和进食外全天戴用;前庭盾还可产生导下颌向前的作用。用于鼻呼吸功能障碍者,需要先治疗好鼻部疾病后方可使用。前庭盾上加做平面导板,还可同时矫治深覆𬌗。

2. 制作步骤和要点

(1) 要求印模与全口义齿印模精确度一致。

(2) 要确定对刃咬合记录,并在𬌗架上或用火柴棒固定模型进行制作。

(3) 前庭盾颊侧后缘止于最后一个磨牙的远中,上下缘应离开移行皱襞 1.5 ~ 2.0mm,唇颊系带注意缓冲(图 6-25)。

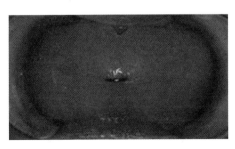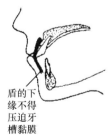

盾的内侧面与切牙接触

盾的下缘不得压迫牙槽黏膜

盾的后缘止于第一磨牙远中

图 6-25　前庭盾

（4）盾的内侧面只有中切牙区或中、侧切牙区（包括齿槽牙根黏膜）与组织面接触；从尖牙向后内侧面应离开牙弓颊面 2 ~ 4mm。

（5）按以上要求完成前庭盾蜡型后，先将模型退回正中殆位，再将相当于下前牙区的蜡型边缘压贴至距前庭牙槽黏膜 1.5 ~ 2.0mm 的位置，防止闭唇时影响前庭盾固位。

（6）在矫治唇功能不足时，可在盾前部用钢丝做一拉钩柄，作为唇功能训练器。

（7）前庭盾可以在两侧至尖牙远中，上下缘至龈缘部或上下前牙唇面龈 1/3 处，形成长方形的开窗。开窗前庭盾可以内置加强丝。

> ● 链接
>
> **关于咬合重建（一）**
>
> 　　所有的功能性矫治器都要根据治疗设计方案，从矢状、垂直和横向三维设计下颌的新位置，使其与颅面、上颌保持较为正常的关系，为牙殆发育提供较好的神经-肌肉环境。临床上根据检查资料，用口内取蜡殆记录，并将牙模通过殆蜡转移到殆架的方法确定并记录下颌的新位置，这一过程称为咬合重建（bite reconstruction）。

（二）唇挡

唇挡是一种破除咬唇习惯或加强支抗的装置，由钢丝和塑料涂塑而成。

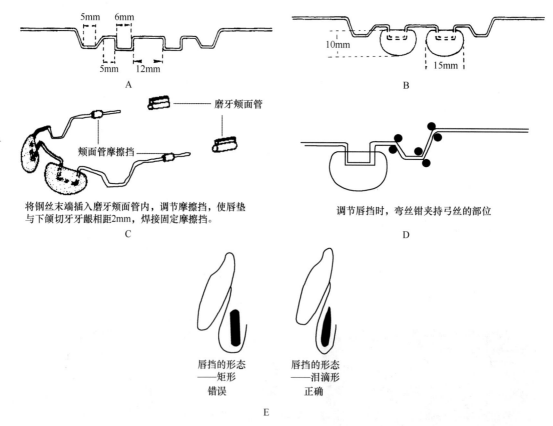

图 6-26　唇挡

A. 钢丝的弯制；B. 自凝树脂涂塑；C. 唇挡的使用；D. 唇挡的调节；E. 唇挡的形态

1. 功能及特点　适用于纠正咬下唇习惯；远中移动或竖直磨牙；加强下颌磨牙支抗。

根据不同的需要,可适用于不同时期。一般要求 24 小时戴用,每月复诊一次。

2. 制作步骤和要点　以下颌唇挡为例(图 6-26)。

(1) 选用直径 1.0 ~ 1.2mm 的不锈钢丝制作。

(2) 下颌第一磨牙或第二乳磨牙的带环颊面管近中,用不锈钢丝弯制 Ω 或 U 形曲,抵住颊面管近中。

(3) 在制作唇挡的相应部位(下前牙牙冠唇面龈 1/3 以下至前庭沟底),铺垫 2 ~ 3mm 厚的蜡片,须避开系带区和黏膜转折,按图弯制支持钢丝后,用自凝塑料涂塑唇挡,宽为 6 ~ 8mm,厚为 2.5mm。其余部分钢丝应调整至后牙牙冠中份,离开牙面 4 ~ 5mm。

(4) 除(3)的方法外,还可以直接将塑料管套在钢丝上形成,而且可以调整成高、中、低三种位置,分别产生不同的效果。

(5) 上颌唇挡需要在上颌活动矫治器的唇弓上前方,焊接 3 ~ 4 根长的不锈钢丝,游离终端直达下颌前牙的唇侧,但不得与牙面接触,用自凝塑料包埋游离终端制成档板。

三、肌激动器类

(一) 肌激动器

肌激动器(activator)是一种调整下颌位置(以引导下颌前移多见)的装置,主体为一无特定固位装置的塑料基托,由钢丝和塑料涂塑而成(彩图 23)。肌激动器主要用于青春发育高峰期安氏 II¹ 类错𬌗;其他还用于早期安氏 III 类、安氏 II² 类错𬌗和开𬌗;不适用于安氏 I 类牙列拥挤和上颌前突的病例。矫治器每天确保 14 小时戴用时间,一般试戴一周后能够适应,每 4 ~ 6 周复诊一次,安氏 II¹ 类错𬌗一般治疗疗程为 10 ~ 12 个月。

1. 功能及特点　主要作用是刺激下颌骨的矢状向、垂直向生长,轻度抑制上颌骨矢状向生长。肌激动器的主要结构是基托和诱导丝,上下基托相连,前牙区形成下切牙塑胶帽(图 6-27A)。当塑胶帽覆盖下切牙切缘时,可阻碍下切牙垂直向萌出,但不影响牙唇向移动;当塑胶帽包盖下切牙切缘 1/3 时,可限制下切牙唇向移动。后牙区基托部分设计牙萌出导面,以控制、引导后牙的垂直向萌出。肌激动器的矫形力是下颌位置改变所产生:使下颌每前移 1mm,产生 100g 力;下颌垂直打开 8mm,产生 500g 以上的牵拉力。

2. 制作步骤和要点

(1) 用𬌗蜡记录下颌拟改变后的位置(下颌只有处于新的位置才能戴入矫治器)(图 6-27B):安氏 II¹ 类错𬌗,须将下颌前移至I类关系;若前移量较多,应分次前移,每次 3 ~ 4mm;下颌垂直打开应超过息止𬌗间隙,磨牙区咬𬌗打开 4mm 为宜。安氏 III 类,下颌尽可能后退至I类关系,前牙区打开 1 ~ 2mm 为宜。一般而言,下颌前移量与垂直打开量之和为 8 ~ 10mm。

(2) 按照咬合记录上𬌗架,为便于操作,应将模型反向(即前牙对着𬌗架的后部)或侧向上𬌗架(图 6-27C)。

(3) 用直径 0.9 ~ 1.0mm 的不锈钢丝弯制诱导丝,可弯制成普通双曲唇弓。其设计根据适应证不同而存在差异,安氏 II¹ 类错𬌗,诱导丝置于上颌前牙𬌗面;安氏 III 类错𬌗,诱导丝置于下颌前牙唇面;要求诱导丝越过𬌗面时不能影响上下牙齿的萌出。将弯制好的弓丝用蜡固定在模型上。

(4) 调拌自凝塑料分别涂塑形成上下颌基托,再用自凝塑料形成𬌗间部分,使上下颌连成一体,要求基托的上颌部分覆盖整个腭部,远中达第一恒磨牙远中;下颌部分向下延伸至口底,后缘达到下颌磨牙舌面的远中,所有基托均在舌侧不进入颊侧。

（5）塑料硬固后,取下打磨抛光,根据牙齿的形态和要移动的方向,形成后牙的诱导面和前牙塑胶帽(图6-27D)。

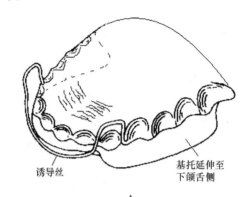

诱导丝　　　　　　基托延伸至下颌舌侧

A

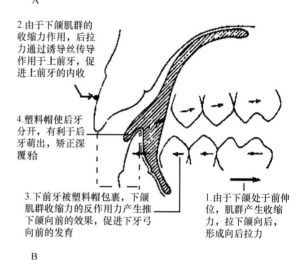

2.由于下颌肌群的收缩力作用,后拉力通过诱导丝传导作用于上前牙,促进上前牙的内收

4.塑料帽使后牙分开,有利于后牙萌出,矫正深覆𬌗

3.下前牙被塑料帽包裹,下颌肌群收缩力的反作用力产生推下颌向前的效果,促进下牙弓向前的发育

1.由于下颌处于前伸位,肌群产生收缩力,拉下颌向后,形成向后拉力

B

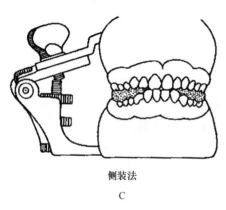

侧装法

C

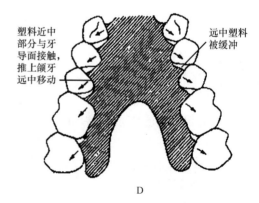

塑料近中部分与牙导面接触,推上颌牙远中移动

远中塑料被缓冲

D

图6-27　肌激动器

（6）复诊时注意检查牙导面与牙齿接触部分的"光亮区",以安氏Ⅱ类错𬌗为例:上颌牙"光亮区"应在近中龈侧,下颌牙"光亮区"应在远中龈侧;如果缺少"光亮区",说明导面未起作用,应考虑加衬塑料。

肌激动器产生的故事

　　肌激动器是 1908 年由 Andresen 设计,又被称为 Andresen 矫治器。它的产生有一个有趣的故事:Andresen 根据 Roux 和 Wolff 的骨的形态与功能密切相关的理论,设想对生长期儿童施加功能力,有可能导致骨骼结构形态的改变;于是,他取下了将参加野营活动的女儿口中的固定矫治器,换上上颌改良式 Hawley 保持器,并在保持器前方附斜面导板,引导下颌前伸 3～4mm,经过 3 个月的野营生活后,女儿的上下颌矢状关系完全矫正。就这样,一种新的功能性矫治器诞生了。

(二) 头帽口外弓肌激动器

　　头帽口外弓肌激动器(headgear activator)是一种主要用于抑制上颌矢状向生长的装置,用于早期矫治安氏Ⅱ类下颌后缩伴有下颌平面角增大,或合并上颌前突趋势的病例。

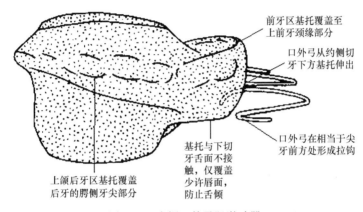

图 6-28　头帽口外弓肌激动器

　　1. 功能及特点　由于肌激动器的使用可能导致面高增加,不利于高角型病例的矫治,同时对上颌向前发育的限制作用非常有限;因此,肌激动器常需要与头帽口外弓联合使用(图 6-28),以弥补肌激动器对上颌骨矢状向生长抑制作用较弱的缺点,对上颌前突趋势的安氏Ⅱ类患者疗效显著。口外弓多采用高位牵引,替牙期牵引力一般为 250～300g/侧,恒牙期 400～500g/侧,保持期为 100～200g/侧。

　　2. 制作步骤和要点

　　(1) 主要结构是肌激动器(制作步骤见肌激动器)和头帽口外弓。

　　(2) 口外弓用直径 1.2～1.5mm 不锈钢丝弯制埋入两侧尖牙与侧切牙之间的塑料基托内。

　　(3) 上、下颌基托覆盖所有牙的𬌗面、切缘,前牙区基托向颊侧延伸包绕牙冠 2mm;下颌基托还应尽可能向口底延伸。

　　(4) 上腭部基托可用 1.2mm 不锈钢丝弯制的腭杆代替。

　　(5) 为了抵消上前牙的舌向力,可用直径 0.5～0.6mm 不锈钢丝弯制控根双曲簧。

关于咬合重建(二)

　　功能性矫治器治疗中,建立咬合是关键的一步。一般情况下,矢状方向上,下颌前移的数量一次不宜超过 7～8mm,否则患者不易适应,矫治器也不易就位;若远中深覆盖严重,下颌可以分 2～3 次前移。垂直方向上,一般认为,下颌垂直打开应超过息止𬌗间隙。中线判定一般应当根据息止𬌗位时的中线关系来确定。

（三）生物调节器

生物调节器（bionator）是一种通过舌训练来调整下颌位置的装置。

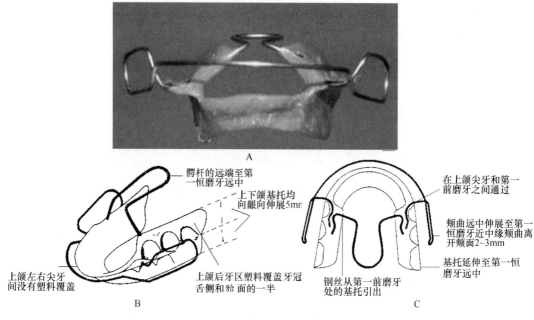

图 6-29　生物调节器（标准型）

1. 功能及特点　生物调节器是一种无固位装置的活动矫正器，当口腔功能活动或下颌处于息止位时，矫正器会脱位，此时，依靠舌的运动抵住腭杆，使矫正器复位，通过腭杆对舌的刺激训练，来达到矫正下颌位置的效果。生物调节器有三种类型：标准型（图6-29，彩图24、25）、反殆型、开殆型（图6-30）。初戴时矫治器应准确就位，调磨压痛区的基托。生物调节器体积小，尽量早晚戴用，初戴一周后复诊，待适应以后，常规3～4周复诊一次。复诊检查：唇弓与牙齿前部是否略为接触，颊曲与后牙是否维持适当距离；需要增加自凝塑料部位，需要继续修磨调整部位；检查牙齿萌出和移动的情况等。

2. 制作步骤和要点（标准型）

（1）由基托、腭弓和唇颊弓组成。

（2）对于标准型生物调节器，应在取得对刃咬合记录后上殆架；对于开殆型，建立咬合记录应尽量低，后牙间塑料垫能阻止后牙伸长即可；对于安氏Ⅲ类，由于要促进上颌发育，应尽可能在后退的位置建立咬合，垂直打开咬合只需2mm即可。

（3）腭弓用直径1.2mm不锈钢丝弯制，离开腭黏膜1mm，从第一前磨牙腭侧塑料伸出至第一恒磨牙远中折向对侧，形成一U形曲。

（4）唇颊弓用0.9mm不锈钢丝弯制，从乳尖牙和第一乳磨牙之间向后弯一侧颊曲，曲位于上颌第一、二乳磨牙的牙冠颊侧，离开牙面2～3mm；曲向前行至正对乳尖牙和第一乳磨牙之间，斜向上至乳尖牙唇面，沿上颌切牙中段形成唇弓到对侧，同样形成另一侧颊曲。

（5）划出基托范围，涂布分离剂，上下颌模型铺蜡3～4片，去除需充填塑料区域的蜡片，将腭弓、唇颊弓用蜡固定在模型上，调拌自凝塑料进行涂塑。上牙弓基托位于磨牙区腭侧，宽约5mm；下牙弓基托位于一侧第一恒磨牙远中到另一侧第一恒磨牙远中的舌侧，宽约

5mm;上下基托在后牙区连成一整体,殆垫覆盖牙冠殆面舌侧1/2;上颌前部在左右尖牙之间没有塑料覆盖。

（6）塑料硬固后取下,打磨抛光。

1）反殆型不同之处在于：①腭弓的 U 形曲应反向凸向前方；②唇颊弓将牙弓前段水平部分放置于下切牙唇侧,在尖牙处不做转折；③将下前牙舌侧基托向上扩展至上前牙舌面,使上前牙沿此基托斜面向唇侧移动,而下前牙舌侧的基托应缓冲约 1.0mm,以免下切牙受力向唇侧移动。后牙是否需要做殆垫,应根据是否需要后牙伸长而决定。

2）开殆型不同之处在于：①为了防止舌前伸,要求在上颌前牙区放置基托,其高度与后牙区基托高度一致形成马蹄形,但前份基托

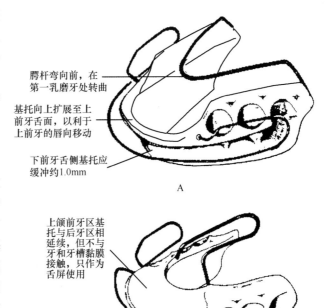

腭杆弯向前,在第一乳磨牙处转曲

基托向上扩展至上前牙舌面,以利于上前牙的唇向移动

下前牙舌侧基托应缓冲约1.0mm

A

上颌前牙区基托与后牙区相延续,但不与牙和牙槽黏膜接触,只作为舌屏使用

B

图 6-30　生物调节器
A. 反殆型；B. 开殆型

不与牙及牙槽黏膜接触仅作为舌屏,后牙区应做殆垫；②要求将唇颊弓前段水平部分放置于上下切牙切嵴之间,以促使唇闭合,而唇的垂直向压力又有助于切牙萌出。

（四）双殆垫矫治器

双殆垫矫治器(twin-block appliance)是一种调整下颌矢状向位置的装置,通过功能性前移下颌,刺激下颌骨生长。由殆垫、固位装置、上唇弓、附件组成(彩图 26、27)。

1. 功能及特点　适用范围较广泛,对于替牙期、恒牙初期安氏Ⅱ²类、Ⅱ²类分类伴下颌后缩及安氏Ⅲ类错殆均可。初戴的前几天建议进食时摘下,待适应后全天戴用,4~6 周后开始分次调低上殆垫,一般 4~6 次复诊可将上殆垫全部磨除,上下磨牙建殆,然后再分 2~3 次磨除下殆垫,使前磨牙区建殆,2~6 个月可取得疗效。少数病例其后使用上颌斜面导板全天维持,持续 4~6 个月；最后夜间戴用斜面导板 10 个月。

2. 制作步骤和要点

（1）由上、下颌各一可摘斜面殆垫矫治器组成。也可以根据需要使用口外装置。

（2）制取下颌前伸位时的蜡殆记录,一般下颌需前伸 5~7mm,呈对刃关系。如果下颌需前伸 10mm 以上,应分 2~3 次前移下颌,每次治疗数月后再前伸做殆记录,以求达到对刃殆位置关系。在垂直方向上：磨牙区远中分开 1~2mm,前磨牙离开 5~6mm,尖牙区离开 3~5mm,切牙区离开 2mm。对于下颌有偏斜的情况,取殆记录时,应尽量恢复正确的中线关系。

（3）上颌各金属部件的位置：第一前磨牙和第一恒磨牙上分别放置单臂卡环和 Clark 卡环(一种带圈的箭头卡环)或箭头卡环；基托中线相当于前磨牙间放置螺旋扩大器；在需

内收上前牙时可做常规唇弓。

（4）下颌各金属部件的位置：第一前磨牙放置箭头卡环或三角形卡环；切牙间做邻间钩（加银焊形成球形末端）。

（5）涂塑、打磨、抛光：根据蜡𬌗记录上𬌗架，固定好卡环、唇弓、螺旋扩弓器，按设计的范围填充塑胶，上颌𬌗垫覆盖磨牙和第二前磨牙𬌗面，从第二前磨牙近中边缘嵴形成与𬌗面呈45°～70°角的向近中导斜面，厚度为1～2mm；下颌𬌗垫覆盖前磨牙区，从第二前磨牙远中边缘嵴形成向远中导斜面，与上颌𬌗垫相互交错，引导并保持下颌前伸。塑料硬固后取下打磨抛光（图6-31）。

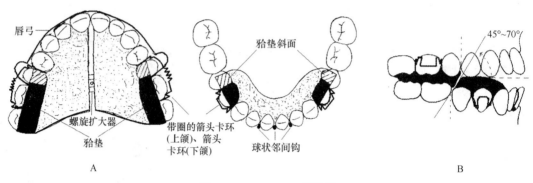

图6-31　Twin-block 矫治器

⊙链接

关于咬合重建（三）

在设计下颌前移和垂直打开的数量时，有一个原则：下颌至少在一个方向上（矢状方向上或垂直方向上）有足够的移位。目的是激活足够而又不过分的肌肉活动。实验证明，肌肉活动不足，将影响疗效；过度增加肌肉活动并不能增加疗效。

四、功能调节器

功能调节器（function regulator，FR）是一种通过改变牙弓内外侧肌肉力量的平衡来影响牙颌发育的矫正装置（彩图28）。

1. 功能及特点　功能调节器又称为 Frankel 矫治器，简称 FR。其主要作用部位在口腔前庭区，矫治器通过唇挡、颊屏挡住唇、颊肌，改变了口周力量平衡，为牙弓、颌骨发育提供了环境。功能调节器有 FRⅠ、FRⅡ、FRⅢ、FRⅣ四种类型：①FRⅠ用于安氏Ⅰ类和安氏Ⅱ²类错𬌗；②FRⅡ用于安氏Ⅱ类1、2分类错𬌗；③FRⅢ用于安氏Ⅲ类错𬌗；④FRⅣ用于开𬌗的矫治。

2. 制作步骤和要点

（1）矫治器的塑料部分由颊屏、下唇挡、下舌托组成；钢丝部分：上颌有唇弓、尖牙曲、前腭弓、腭弓和支托，下颌有唇挡连接丝、舌托连接丝、舌簧和舌托加固丝。

（2）取印模，制作修整工作模型，目的是了为了获得颊屏及唇挡最适当的伸展范围。颊屏及唇挡区修整不足，则基托伸展不够，不能使软组织获得应有的张力；若修整过度，则基托边缘过长，可使软组织发生溃疡（图6-32A、B）。

（3）咬合记录：安氏Ⅱ类病例，下颌前伸一次不超过2.5～3.0mm，否则容易失去支抗造

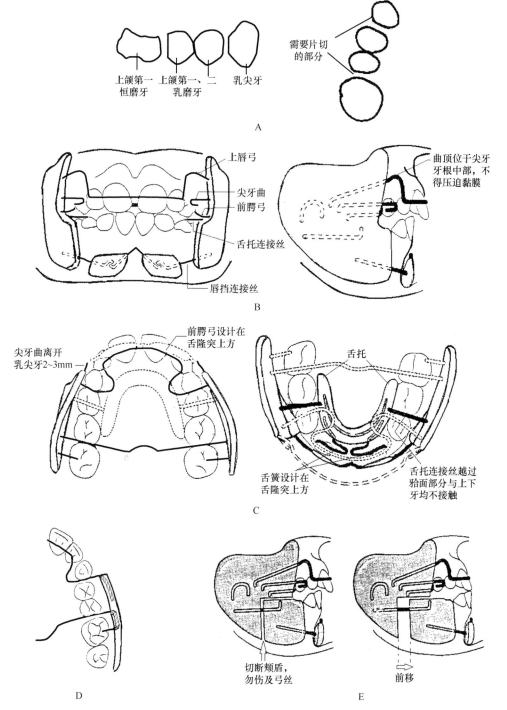

图 6-32　功能调节器制作步骤和要点

A、B. 功能调节器制作前模型预备；C、D. 功能调节器支架位置；E. 功能调节器基托位置

成上切牙明显舌倾；垂直打开距离磨牙为 2mm 左右，在前磨牙区可为 3mm，只要钢丝能通过间隙即可。有时也可采用上下切牙的对刃关系。总之取得咬合记录时不要引起面部肌肉过度紧张，并应注意上下颌中线位置一致。

（4）根据咬合记录上𬌗架。

（5）在工作模型上用铅笔画出颊屏和唇挡的范围,然后在此范围内覆盖缓冲蜡片,颊屏区铺缓冲蜡厚度取决于牙弓需要开展的程度;下唇挡区铺缓冲蜡厚度取决于该处倒凹的程度,以避免取戴矫治器时损伤龈组织为原则。

（6）按矫治器的设计要求,选用各种不同直径的不锈钢丝弯制唇弓、腭弓、前腭弓、尖牙诱导丝、支托,下颌唇挡连接丝、舌簧、舌托连接丝及加固丝等（图 6-32C、D、E）。

（7）固定弯制好的钢丝部件时,钢丝与缓冲蜡之间应留有包埋塑料的间隙。

（8）制作颊屏前,应将上、下颌蜡层连接,防止塑料进入𬌗面。

（9）调拌、涂塑自凝塑料,颊屏上颌部分前缘应向前伸展至颊系带前方,达尖牙根部;颊屏下颌部分前缘应伸展至下颌尖牙的远中;颊屏的后缘盖过最后一颗牙（图 6-32E）。

（10）为方便操作,宜先做舌托,再做唇挡,最后形成两侧的颊屏。完成后打磨抛光。

● 链接

Ⅰ类错𬌗要不要移动下颌进行咬合重建?

下颌在矢状方向上移动下颌,目的是建立中性磨牙关系,那么,Ⅰ类错𬌗要不要移动下颌重建咬合呢?答案是:要! 因为下颌在垂直打开时,颏部向后、面凸度增大,磨牙关系有Ⅱ类倾向,所以Ⅰ类错𬌗治疗时,下颌也应该少量前移 2mm 左右,以保证磨牙Ⅰ类关系。

第 4 节　固定矫治器及矫治技术

一、概　　述

固定矫治器是由带环、托槽、弓丝及其他附件组成。因其能较好地控制牙齿向各个方向移动,矫治效果可靠,不良反应少,因而被广泛应用。

早期的固定矫治器,是利用焊有托槽或其他附件的金属带环,黏着于牙齿之上。近年来随着黏合技术的发展,托槽直接黏合于牙面上,然后以各种金属弓丝结扎固定于托槽槽沟内,利用弓丝的弹力,使被矫治牙受力而移动。此类矫治器只能由正畸医师装拆调整,患者不能自行摘戴。常用的固定矫治器有方丝弓矫治器和直丝弓矫治器。

二、常　用　器　材

1. 细丝弯制钳　也称细丝钳,是最为常用的正畸器具。钳喙细长,一个为圆头,一个为方头,一般直径均为 0.64mm,用以弯制精细弯曲,要求所弯制的弓丝直径应小于 0.51mm（图 6-33）。

2. 转矩形成钳　也称方丝转矩钳,用于方形弓丝的弯制,常成对使用。要求所弯制的弓丝尺寸应不超过 0.56mm×0.71mm（图 6-34）。

3. Tweed 弯丝钳　小梯形半圆钳,钳喙一头为精细的小梯形,一头为凹槽内面的方喙,用以弯制停止曲或 Ω 曲。要求所弯制的弓丝直径应小于 0.56mm（图 6-35）。

4. 末端切断钳　用以切断颊面管远中的过长弓丝,可以保证切断的弓丝不弹射刺伤黏膜。要求所切断的弓丝尺寸小于 0.56mm×0.71mm。应注意及时去除留在钳喙上的切断钢丝,以免损伤钳喙（图 6-36）。

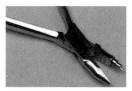
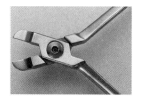
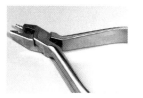

图 6-33　细丝弯制钳　　　图 6-34　转矩形成钳　　　图 6-35　Tweed 弯丝钳

5. 垂直曲弯制钳　钳喙为对称的梯形板,用以弯制弓丝上不同高度的垂直曲。要求所弯制的弓丝直径应小于 0.056mm。

6. Kim 钳　专门为多曲方丝弓技术设计的钳,用于多曲方丝弓技术中 L 形曲的弯制,常用于弯制的弓丝尺寸为 0.41mm×0.56mm(图 6-37)。

7. 细丝切断钳　常用于切断托槽上的结扎丝,切断钢丝直径小于 0.38mm 的。不允许用于切断正畸主弓丝(图 6-38)。

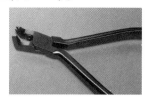
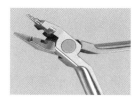

图 6-36　末端切断钳　　　　　图 6-37　Kim 钳

8. 分牙圈放置钳　用于分牙橡皮圈的放置(图 6-39)。

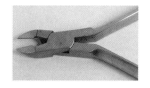
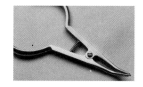
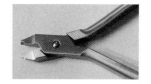

图 6-38　细丝切断钳　　　图 6-39　分牙圈放置钳　　　图 6-40　游离钩专用钳

9. 粗丝切断钳　用于切断直径不超过 1.2mm 的粗钢丝。

10. 游离钩专用钳　用于在主弓丝上置放游离牵引钩(图 6-40)。

11. 正畸工具包(彩图 29)**和工具架**(图 6-41A、B)　用于正畸常用器械的存放、携带及摆放。

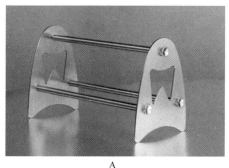
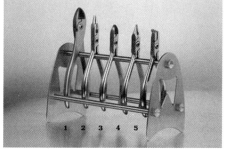

A　　　　　　　　　　　　　　　　　B

图 6-41　正畸工具架

12. 推带环器　用于推压带环就位至牙冠合适的位置,以及带环完全就位后,推压带环的𬌗、龈边缘,使之与牙面完全密合(图 6-42)。

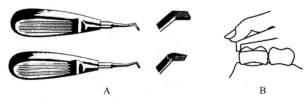

图 6-42　推带环器

13. 压带环器　将金属头抵于带环殆边缘或颊面管上,通过手压或适度咬合使带环就位(图 6-43)。

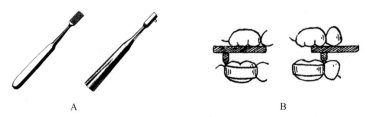

图 6-43　压带环器

14. 托槽定位器　定位器上一般有四种刻度,分别为 3.5mm、4.0mm、4.5mm、5.0mm;也有三种刻度的定位器。可协助托槽和颊面管的定位,但需注意定位器在不同牙位使用时的参照平面是不一样的(图 6-44)。

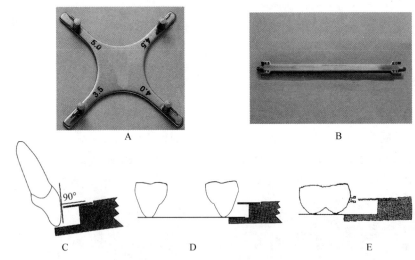

图 6-44　托槽定位器

A、B. 托槽定位器;C、D、E. 托槽定位器在不同牙位的使用

15. 托槽放置镊　一头用于夹持托槽,另一头用于托槽微调和去除多余黏合剂(图 6-45)。

16. 弓丝成形器　主要用于方丝的弯制成形。成形器上有不同宽度大小的凹槽,分别适用不同粗细的弓丝成形,根据凹槽的设计,一般有两种类型:带转矩凹槽和零转矩凹槽(图 6-46、图 6-47 和彩图 30)。

17. 微型弹簧秤或测力计　用于测量弹簧或橡皮圈的施加力值(图 6-48)。

18. 标准弓形图　用于弯制标准弓形弓丝时参照、对比之用(图 6-49)。

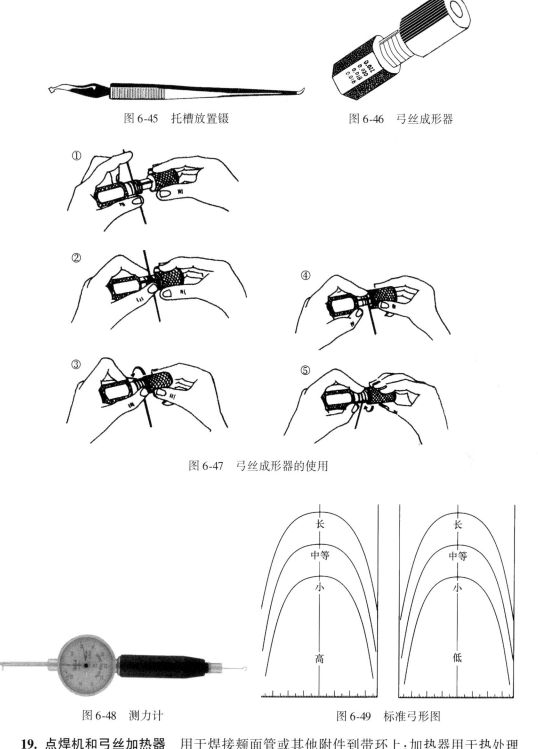

图 6-45　托槽放置镊

图 6-46　弓丝成形器

图 6-47　弓丝成形器的使用

图 6-48　测力计

图 6-49　标准弓形图

19. 点焊机和弓丝加热器　用于焊接颊面管或其他附件到带环上；加热器用于热处理弓丝，改变弓丝性能。临床常用点焊加热一体机，使用非常方便（图 6-50、彩图 31）。

三、消 耗 材 料

1. 托槽（bracket）（图 6-51） 根据加工材料不同,可分为塑料托槽、金属增强塑料托槽、陶瓷增强型塑料托槽、金属托槽、陶瓷托槽、蓝宝石托槽,临床较多使用金属托槽,陶瓷托槽使用也较广泛（彩图 32）。临床也根据不同矫治系统,选择使用方丝弓托槽、直丝弓托槽、舌侧托槽（彩图 33）、自锁托槽（彩图 34）等。

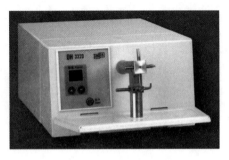

图 6-50 点焊加热一体机

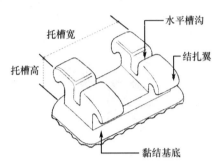

图 6-51 托槽

2. 带环（band） 多为成品,有 13# ~ 39#,常用为 18# ~ 28#。上颌用"U"标记,下颌用"L"标记,左边用"L"标记,右边用"R"标记（图 6-52）。个别带环用 0.25mm 的带环片制作。后牙带环颊侧多焊有颊面管和牵引钩。随着黏结材料、技术的发展,临床已经大量采用颊面管直接黏结牙面的技术,带环使用日渐减少。

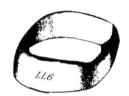
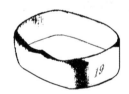

图 6-52 带环

3. 各种矫治附件

（1）橡皮圈类（图 6-53）:有 1/8"（3mm）、3/16"（5mm）、1/4"（6mm）、5/16"（8mm）、3/8"

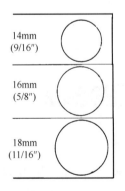

图 6-53 橡皮圈类

（10mm）、1/2″（12mm）、5/8″（16mm）等不同内径,同一内径又有厚薄之分,可产生不同的牵引力。一般橡皮圈类产品以"盎司"作为计力单位。为了方便患者特别是儿童患者的日常使用,市场上各型号橡皮圈的外包装袋上使用小动物形象进行产品区分,例如,企鹅形象代表 5/16″（8mm）,3.5 盎司橡皮圈。

（2）橡皮链类（图 6-54）:有长（宽型）距（L）、中（窄型）距（M）、短（压缩型）距（S）三类,常用于颌内牵引,可根据需要选择使用。

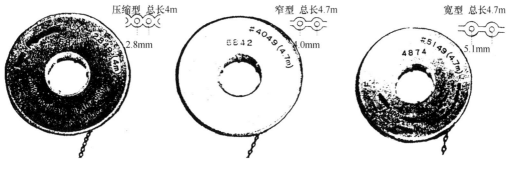

图 6-54　橡皮链类

（3）钩、钉类:有舌侧钮（彩图 35,图 6-55）、舌侧管、牵引钩（彩图 36）、舌侧鞘等。

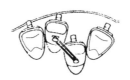

图 6-55　舌侧钮

（4）螺旋弹簧类:有压缩螺旋弹簧和扩大螺旋弹簧两类（图 6-56）,材质有镍钛合金和不锈钢两种。

压缩螺簧

扩大螺簧

图 6-56　螺旋弹簧类

⬤链接

正畸常用公英制对照

1 盎司 = 28.4g

1 磅 = 454g

1 英寸 = 25mm

4. 黏合剂　黏结剂种类较多,有混合化学固化型黏合剂、非混合化学固化型黏合剂、紫外线辐射固化型黏合剂、可见光辐射固化型黏合剂等类型。黏固前都需要进行牙面酸蚀,目前常用 30%~50% 的磷酸酸蚀 1 分钟;氟斑牙的酸蚀时间为 2~3 分钟或用 20% 盐酸酸蚀 1 分钟。推荐使用光固化黏合剂,可以有充裕的调整时间以正确摆放托槽;也可以几个托槽同时固化,固化完成可即刻放置弓丝。

5. 分牙材料　有分牙簧（由直径 0.5mm 不锈钢丝制作）（图 6-57）、0.6mm 分牙铜丝、分牙橡皮圈等。

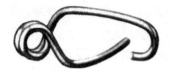

图 6-57　分牙簧

6. 各种类型的正畸弓丝

（1）规格（表 6-3）：

表 6-3　正畸弓丝规格

弓丝	0.46mm（0.018 英寸）槽沟	0.56mm（0.022 英寸）槽沟
圆形弓丝	0.30mm（0.012 英寸） 0.36mm（0.014 英寸） 0.41mm（0.016 英寸） 0.46mm（0.018 英寸）	0.36mm（0.014 英寸） 0.41mm（0.016 英寸） 0.46mm（0.018 英寸） 0.51mm（0.020 英寸）
方形弓丝	0.41mm×0.56mm （0.016 英寸×0.022 英寸） 0.43mm×0.56mm （0.017 英寸×0.022 英寸） 0.43mm×0.64mm （0.017 英寸×0.025 英寸） 0.46mm×0.56mm （0.018 英寸×0.022 英寸） 0.46mm×0.64mm （0.018 英寸×0.025 英寸）	0.48mm×0.66mm （0.019 英寸×0.026 英寸） 0.51mm×0.66mm （0.020 英寸×0.026 英寸） 0.53mm×0.64mm （0.021 英寸×0.025 英寸） 0.55mm×0.70mm （0.0215 英寸×0.0275 英寸） 0.55mm×0.71mm （0.0215 英寸×0.028 英寸）

（2）弓丝类型：

1）镍钛合金丝：极好的弹性和柔韧性，但脆性大，不易弯曲和焊接，一般不能在弓丝上弯制各种矫正曲。作为矫治初期的排齐牙齿使用，效果很好。有预成圆（方）弓形丝、预成圆摇椅弓形丝和直圆丝三类。

2）不锈钢丝：有较高的强度，不易变形，弯曲性能良好，易焊接。主要在矫治中、后期使用。一般情况下，遵循"先细后粗，先圆后方，先软后硬"的原则使用。多股麻花丝也是属于不锈钢丝类，但有良好的柔韧性，用于矫治初期排齐牙齿使用，效果很好。

3）澳丝：系 Begg 技术中必须使用的一类弓丝，该弓丝兼具镍钛合金丝的弹性优点和不锈钢丝可弯曲、不易变形的优点，弓丝的硬度和弹性之间趋于平衡，易焊接，澳丝仅有圆丝。

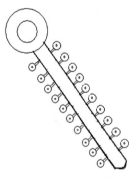

图 6-58　结扎橡皮圈

7. 各种结扎材料

（1）结扎丝：一般使用直径 0.20mm、0.25mm 的不锈钢丝进行托槽结扎。

（2）结扎橡皮圈：依据患者的兴趣，有多种颜色可供选择，适合用于能注重口腔卫生的患者（图 6-58）。

（3）弹力线：应用于牵引结扎或牙齿扭转结扎（图 6-59）。

8. 口外部件

（1）支抗部件：

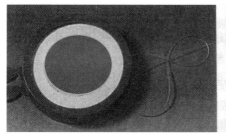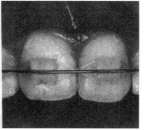

图 6-59　弹力线

1）颈带（neckstrap）：为一条宽 2.5～3.0cm 的软质带子，两端有挂钩或纽扣。使用时从颈后绕过，两端分别终止于耳垂的前下方（图 6-60）。仅作为低位口外牵引使用，但不够稳定。

2）头帽（head cap）：

简单头帽：两条带子分别绕过头顶和枕部，于两侧耳郭前上方连接形成。仅作为高位口外牵引使用，但不够稳定（图 6-61）。

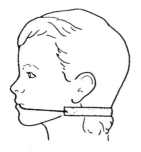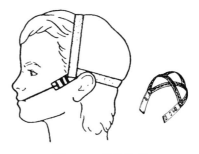

图 6-60　颈带　　　　　　　　　图 6-61　简单头帽

复合头帽：由顶、枕、颈三部联合组成，将简单头帽的顶带顺耳前向下延长与颈带连接，同时在头后方中线将顶、枕、颈三带的中点连接，耳前及下方的带子有挂钩或纽扣。由于复合头帽良好的稳定性，一般于较大的口外牵引力或不对称牵引力时使用（图 6-62）。

3）颏兜（chin-cup）：临床上用两层蜡片烤软后做颏部个别托盘取模，后涂布自凝塑料制作而成。当进行后方牵引时，颏兜对下颌施加矫治力，此时颏兜就是施力部件；当进行前方牵引时，颏兜则为支抗部件（图 6-63）。

4）额垫（forehead pad）：用于口外前方牵引的一种额部支抗部件，通常与颏兜联合使用（图 6-64）。

5）面具（facemask）：由额垫、颏兜以及连接这两者的金属支架、牵引架组成（图 6-64）。可分为简单与复合两种，但简单面具固位稍差。

（2）连接部件：

1）对称面弓（symmetric facebow）（图 6-65A）：

外弓（outer bow）：用直径 1.5mm 不锈钢丝弯制，弓的前段与内弓前段一致并焊接在一起，从两侧侧切牙远中将弓丝垂直向前弯曲，弓丝向前走行 1cm 后向两侧弯制与面颊部一致的弧形臂。根据不同的要求，弧形臂可以终止于第一磨牙的远中、第一磨牙区、第一磨牙的近中，分别称为长外弓、中长外弓、短外弓（图 6-65A）。

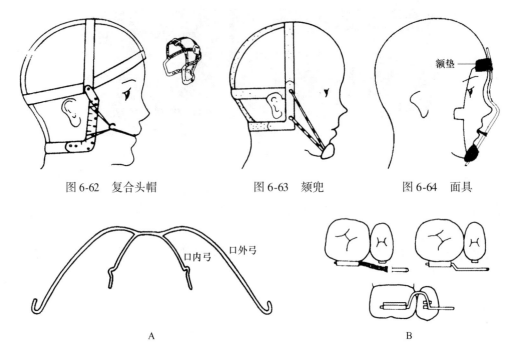

图 6-62　复合头帽　　　　图 6-63　颏兜　　　　图 6-64　面具

图 6-65　对称面弓

A. 对称面弓；B. 面弓与颊面管的连接方式

内弓（inner bow）：形态与牙弓一致，用直径 0.9～1.2mm 不锈钢丝弯制，弓的游离端在近颊面管近中管口处弯制阻挡曲，弓的前段一般不与前牙区接触（图 6-65B）。

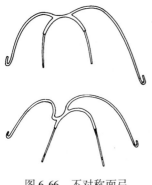

图 6-66　不对称面弓

2）不对称面弓（asymmetric facebow）：与对称面弓的区别在于外弓形态的改变，常见的是长短臂不对称面弓和不对称焊接面弓（图 6-66）。其目的是使牙弓两侧的受力不一样。

3）J 形钩（J-hook headgear）（图 6-67）：用直径 1.2mm 不锈钢丝弯制成 J 形状。用于前牙压低、舌向整体移动、尖牙远中移动等。

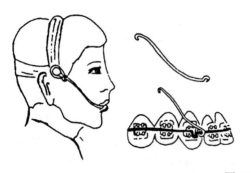
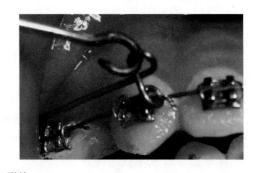

图 6-67　J 形钩

四、正畸分牙技术

在装配带环之前,需要对支抗牙的近远中邻面进行处理,使支抗牙与邻牙间产生间隙,以利于安放带环。一般不允许通过切削的手段获得间隙,所以需要一些专用器械和技术来解决这个问题。

(一) 橡皮圈分牙法

临床上较多地使用成品橡皮圈进行分牙,可以用分牙钳撑开橡皮圈后,将橡皮圈下段压入邻间隙内,松开分牙钳,让橡皮圈包绕邻接点即可(图 6-68)。分牙时间约 1 周。特别注意取出时仔细检查,防止橡皮圈滑入龈下,引起牙周病变。

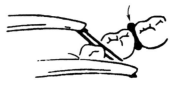

图 6-68　橡皮圈分牙法

(二) 铜丝分牙法

取直径 0.6~0.7mm 的铜丝 5~6cm,弯成鱼钩形,用持针器夹持从颊侧向舌腭侧穿出,而后将穿出铜丝越过𬌗面与另一端拧紧,直至患者感觉疼痛停止,断端留 2~3mm 铜丝并压入邻间隙(图 6-69)。分牙时间为 2~3 日。

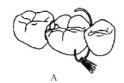 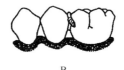 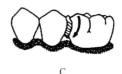

| A | B | C |

图 6-69　铜丝分牙法

(三) 分牙簧分牙法

用直径 0.5mm 不锈钢丝弯制分牙簧,簧的直线部分从颊侧龈展隙穿向舌侧,簧上部越过𬌗面,弯曲部钩入舌侧邻间隙。对于邻接关系紧密的牙齿效果较好,分牙时间为 3~4 日。由于分牙簧较容易中途脱落,甚至误服腹内,须谨慎使用。弯制和使用步骤(图 6-70)。

五、托槽粘贴技术

(一) 清洁牙面、去除釉护膜

使用橡皮杯蘸细浮石粉或牙膏,装配在慢速手机上,在牙面研磨 20 秒以去除釉护膜。

(二) 牙面酸蚀

开口器撑开唇颊组织,吹干牙面,用浸透磷酸的吸水棉纸片贴在牙面上,要求仅酸蚀比托槽底面积稍大的区域。酸蚀时间为:37% 磷酸 1 分钟,65% 磷酸 30 秒,氟斑牙的酸蚀时间为 2~3 分钟或用 20% 盐酸酸蚀 1 分钟。有研究表明:65% 磷酸 30 秒的酸蚀时间能够提供更好的托槽黏结效果。

(三) 牙面水冲洗、干燥

要彻底冲洗干净牙面,吹干,牙面呈白垩色。酸蚀过的牙面不能被唾液污染。

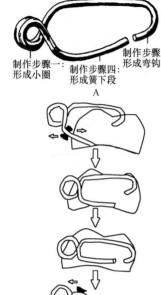

图 6-70 分牙簧分牙

A. 分牙簧弯制步骤；B. 分牙簧使用步骤

（四）调制黏结剂

可以使用调和型黏结剂,推荐使用光固化型黏结剂。两类黏结剂均需要先在牙面涂布渗透液,但不宜太厚,可用气枪吹薄。

（五）托槽黏结

托槽底面涂布黏结剂,黏贴至牙面,要稍施加压力,使之与牙面紧贴,迅速调整托槽到合适位置(若使用光固化黏结剂则较方便、从容),清除多余黏结剂。黏贴时,最好能将全景片和牙模置于操作台,随时观察牙齿的位置和牙根的倾斜方向。

六、弓丝弯制技术

1. 钳的握持方法（图 6-71） 用细丝钳夹持弓丝时,弓丝应与钳喙呈直角关系。

2. 锐角的弯制 右手握钳夹持弓丝,左手拇指紧贴钳喙,圆喙置于弓丝内侧,先弯制一直角;而后将钳喙离开直角少许,重复前一动作即可。

3. 平缓钝角的弯制 左手拇指、示指捏住弓丝,稍离开转折区一些,右手握钳夹持弓丝向内侧用力并缓慢移动形成弯曲。

4. 各类弹簧曲的弯制

（1）垂直曲（vertical loop）:有开大垂直曲（open vertical loop）和闭合垂直曲（closed vertical loop）两类;高度一般为 7mm;带圈的垂直曲产生的力更柔和、持久。两个开大垂直曲组成一个加力单位,可以进行唇向、舌向、扭转、升高和压低等移动（图 6-72）。

（2）垂直张力曲（vertical tensile loop）:也称大 V 字曲或泪滴状曲;用于关闭间隙（图 6-73）。

（3）水平曲（horizontal loop）:也称 L 形曲;用于升高、压低、扭转等移动。加小圈可以使力更柔和、持久（图 6-74）。

（4）T 形曲（T loop）:属于水平曲的一种,弹性更好（图 6-75）。

图 6-71 钳的握持方法

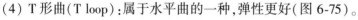

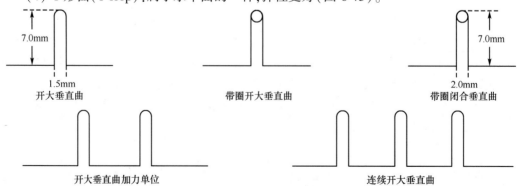

图 6-72 各类垂直曲

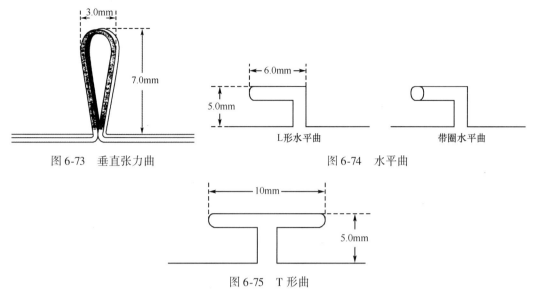

图 6-73 垂直张力曲

图 6-74 水平曲

L形水平曲　带圈水平曲

图 6-75 T 形曲

（5）匣形曲（box loop）：有垂直作用和正轴作用两类曲；用于升高、压低、正轴牙齿（图 6-76）。

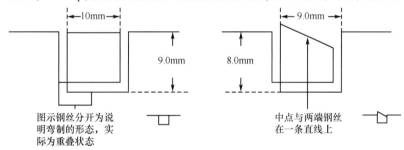

图示钢丝分开为说明弯制的形态，实际为重叠状态

中点与两端钢丝在一条直线上

图 6-76　匣形曲

（6）Ω曲（omega loop）：曲的两侧均为锐角，常弯制于弓丝末端颊面管近中端，与颊面管结扎；置于弓丝前部可作为牵引挂钩（图 6-77）。

（7）停止曲（stop loop）：常弯制于弓丝末端,曲的一侧为直角,与颊面管接触,另一侧为锐角。

（8）小圈曲（helical loop）：常作为牵引钩使用（图 6-78）。

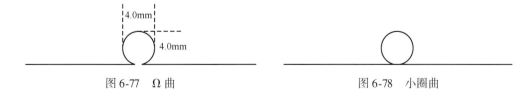

图 6-77　Ω 曲　　　　　　　　　图 6-78　小圈曲

七、口内辅助装置制作

1. 腭弓（transpalatal arch, TPA）　TPA 有活动和固定两类,主要用于加强磨牙的稳定和支抗。使用直径 0.9mm 不锈钢丝制作,要求先弯制 Ω 曲部分,腭弓离开黏膜 1.0~1.5mm;活动时末端回折成双股丝,插入带环腭侧的鞘管,并结扎固定;固定时末端用银焊焊接于带环腭侧（图 6-79,彩图 17）。

2. Nance 腭托　在需要中度支抗时选用,可以增强磨牙支抗、防止磨牙前移,但在内收前牙时要切断腭托。使用 0.9mm 不锈钢丝制作,要求先弯制钢丝部分,注意在上腭前部,钢丝应离开黏膜,将钢丝焊接到带环,再制作前部塑料腭托(图 6-80,彩图 18)。

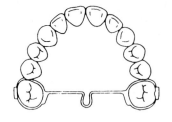

图 6-79　腭弓

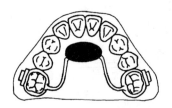

图 6-80　Nance 腭托

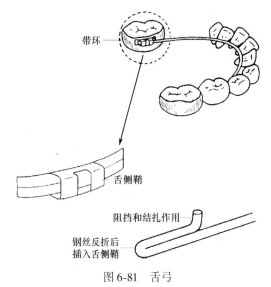

图 6-81　舌弓

3. 舌弓　用于增强下颌磨牙支抗或维持牙弓长度,一般较少使用。制作方法与腭弓类似(图 6-81)。

4. 四角圈簧扩弓器　用于牙弓狭窄;上颌后牙反𬌗,拥挤较为严重而采用非拔牙矫正者。在取得疗效后,应维持 3 ~ 6 个月。

四角圈簧扩弓器(彩图 37,图 6-82)的制作如下。

(1)选用直径为 1.0mm 的钢丝。

(2)扩弓器钢丝离开软组织 2 ~ 3mm。

(3)加力点是调节四个环圈,使弓丝宽度大于牙弓宽度 4 ~ 5mm 后,再插入固位扁管。

八、常用固定矫治器

目前,常用的固定矫治器有方丝弓矫治器、直丝弓矫治器、舌侧矫治器等。固定矫治器具有固位良好,支抗充分,能有效控制牙齿移动方向等优点,有利于多数牙齿的移动和牙弓的调整。

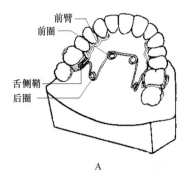

A

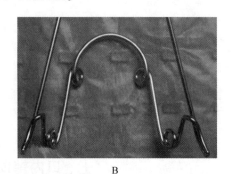

B

图 6-82　四角圈簧扩弓器的结构

(一)方丝弓矫治器

方丝弓矫治器(edgewise appliance)具有较高的矫治效能,主要适用于恒牙列的矫治。

◆链接

1930 年 Angle 去世

爱德华·哈特利·安格(Edward Hartley Angle),1855 年毕业于美国宾夕法尼亚牙科学院,1887 年创立安格矫正体系(Angle system),1900 年又创办世界第一所正畸专科学校——安格口腔正畸学校。经过几十年的不断发展和临床研究,完善了安格矫正体系。于 1928 年提出的多带环方丝弓矫治器,被认为是安格对正畸学最伟大的贡献之一。遗憾的是这位被称为正畸之父的学者,还没来得及看到他的矫治系统,在世界范围内造福人类的辉煌成就,便于 1930 年去世了。

1. 方丝弓矫治器的组成 由带环、托槽、弓丝及其他附件组成。

(1)带环:方丝弓带环多为金属制品,可分为两种,一种是焊接有附件的带环;一种是不焊接附件的光滑带环。常用的是第一恒磨牙的成品带环,并带有颊面管和牵引钩。其他牙也可使用成品带环,也可以个别制作。带环应与牙齿紧密贴合,不妨碍咬合,对牙龈无刺激。

(2)托槽(图 6-83):方丝弓矫治器常用金属双翼托槽。双翼托槽与弓丝接触面积大,

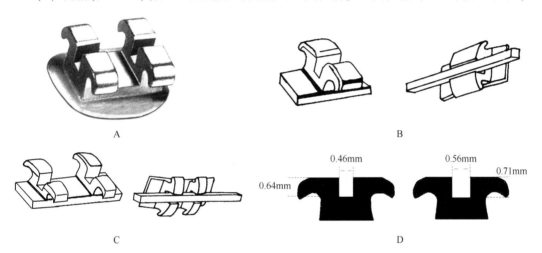

图 6-83 方丝弓托槽
A. 方丝弓托槽;B. 单翼托槽;C. 双翼托槽;D. 托槽规格

对牙齿的控制效果较好,使用更为广泛;托槽的中部是容纳弓丝的槽沟,槽沟的宽度和深度有两类:一类是 0.46mm(宽)×0.64mm(深),另一类是 0.56mm(宽)×0.71mm(深)。托槽的底面为网格状或燕尾状,其目的是更好地与牙面牢固黏着(彩图);托槽也可以焊接在带环上,连同带环一起固定于牙面上,多用于托槽直接黏着效果不佳,反复脱落的情况。

托槽黏结的位置正确与否直接影响矫治效果。因此,对托槽在牙面上的高度、轴倾度和近远中位置要求比较严格。

1)高度:指由牙尖或切缘到槽沟的龈向底面之间的距离。

表 6-4 常用托槽的轴倾度

牙位	不拔牙病例	拔牙病例
U1	2°	2°
U2	4°	4°
U3	0°	6°
U4	0°	–
U5	0°	0°
U6	0°	0°
U7	0°	0°
L1	0°	0°
L2	0°	0°
L3	0°	0°
L4	4°	–
L5	4°	4°
L6	6°	6°
L7	6°	6°

一般常用的托槽定位高度:

$$\frac{6541\mid 1456}{6541\mid 1456}\ 4.5mm$$

$$2\mid 2\quad 4.0mm$$

$$\frac{3\mid 3}{3\mid 3}\ 5.0mm$$

$$\overline{21\mid 12}\ 4.0mm$$

2）轴倾度:正常排列的牙齿长轴均有一定的倾斜度,托槽黏结时,必须考虑这个因素(表6-4)。

3）近远中位置:托槽的中心与牙冠的唇、颊面中心一致。

（3）矫治弓丝:矫治弓丝可根据矫治的设计及槽沟的规格来进行选择。在方丝弓矫治技术中,一般矫治初期使用细圆丝,在关闭间隙、弯制理想弓形时使用方弓丝。

（4）末端颊面管:末端颊面管根据其底板不同,可以焊接于带环或直接黏接于牙面。颊面管的内径规格有:0.46mm×0.64mm 和 0.56mm×0.71mm 两种。颊面管可以是单颊面管(供矫治弓丝插入的方形管)或双颊面管(有供矫治弓丝插入的方形管和口外弓插入的圆形管);通常单颊面管用于下颌磨牙,双颊面管用于上颌磨牙;有时也会使用增加了辅弓方管的三颊面管用于上颌磨牙,增加了辅弓方管的双颊面管用于下颌磨牙(图6-84)。

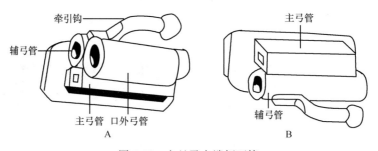

牵引钩
辅弓管
主弓管
口外弓管
A

主弓管
辅弓管
B

图6-84　方丝弓末端颊面管

第一磨牙颊面管有揭盖式和非揭盖式两种;揭盖式颊面管由一长方形槽沟和一颊侧板点焊组成,当第二磨牙装配带环时,可以用器械将颊侧板去除,此时颊面管就成为一个特殊的托槽。一般末端颊面管都设计有拉钩,以方便牵引。

2. 弓丝的弯制　方丝弓矫治器的弓丝有三个序列弯曲,是按照矫治牙做不同方向移动而设计的。在做三个序列弯曲前,先将弓丝形成具有一定牙弓形态的弧度,并确定弓丝的中点(中切牙中缝点),然后调整弓丝弧度与预成弓形图弧度一致。

（1）第一序列弯曲(first order bend)——水平向(图6-85A):用于调整牙齿的颊舌向位置关系。可用圆丝和方丝弯制。

1）内收弯(inset):弓丝弯曲弧度向内凹。用钳子夹紧需做内收弯处,使近中弓丝弯向舌侧,远中弓丝弯向唇侧,即可完成内收弯弯制(图6-85B)。

2）外展弯(offset):弓丝弯曲弧度向外凸(图6-85B、C)。弯制方法与内收弯相反。

其中下颌弓丝开始弯制时,其前部弧形段应离开预成弓形图前部弧形段 1mm,以适应上下牙的正常覆盖关系。

（2）第二序列弯曲(second order bend)——垂直向:用于调整牙齿的垂直向位置关系,

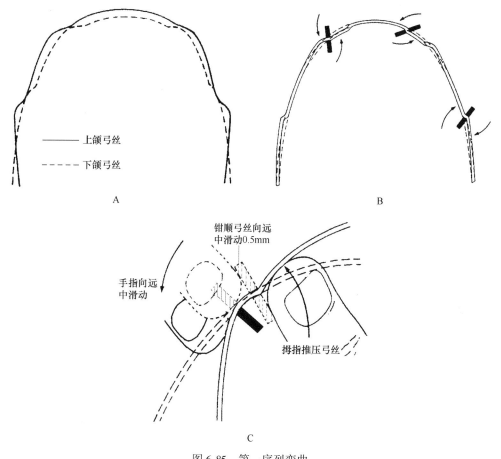

图 6-85　第一序列弯曲

A、B. 第一序列弯曲；C. 第一序列弯曲弯制手法

可升高、压低牙齿或前倾、后倾牙齿。可用圆丝和方丝弯制。

1）后倾弯（tip back bend）：钳子夹住弓丝需弯制部分，钳子的远中弓丝龈向弯曲30°，钳子的近中弓丝殆向弯曲30°形成（图 6-86A）。后倾弯可以使后牙升高，前牙压低，用于前牙深覆殆或后移前牙病例。

2）前倾弯（tip forward bend）：钳子夹住弓丝需弯制部分，钳子的远中弓丝向殆弯曲30°，钳子的近中弓丝龈向弯曲30°形成。前倾弯可以使前牙升高，后牙压低，用于前牙开殆病例。

3）末端后倾弯（terminal tip back bend）：弓丝插入末端管的部位做龈向弯曲。

4）前牙轴倾弯（axial positional bend）：尖头钳夹住上颌弓丝中点，钳的两侧弓丝均向殆向弯曲；然后钳移至中、侧切牙之间夹持，钳的近中弓丝龈向弯曲，钳的远中弓丝向殆弯曲，但殆向弯曲应略大于龈向弯曲。根据托槽黏贴位置、前牙形态选择使用（图 6-86B）。

第二序列弯曲中选用前倾弯或是后倾弯，一般依不同类别的错殆而定；但是末端后倾弯几乎是除前牙开殆外，所有错殆矫正的常规弯曲。

（3）第三序列弯曲（third order bend）——转矩向（图 6-87）：用于调整牙齿的控根移动。只能在方丝上弯制。

1）根舌向转矩（lingual root torque）或冠唇向转矩（labial crown torque）：牙根舌向移动，

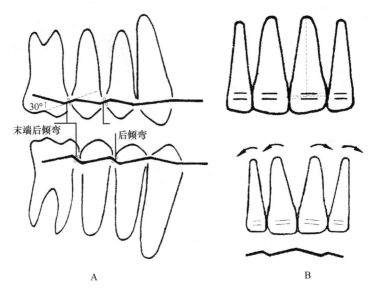

图 6-86　第二序列弯曲

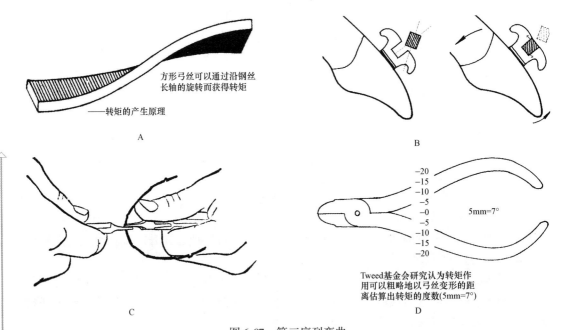

图 6-87　第三序列弯曲

A. 转矩的产生原理；B. 转矩力的获得；C. 转矩钳形成转矩；D. 转矩的估算

牙冠唇、颊向移动。

2）根唇（颊）向转矩（labial root torque）或冠舌向转矩（lingual crown torque）：牙根唇、颊向移动，牙冠舌向移动。

3. 临床基本操作步骤　由于错𬌗畸形的临床表现多样化，矫治技术也有很大的灵活性和多样性，但其基本操作步骤有一定的共性。下面以拔牙矫治远中错𬌗病例来说明。

（1）排齐和整平牙列：这一阶段的主要目的是将错位的牙齿排齐，整平牙弓。常用较高弹性的圆丝或弯制弹簧曲进行矫治。对于拥挤严重、错位明显者，应酌情使用其他方法矫治。

（2）关闭拔牙间隙：

1）尖牙远中移动：可以使用较硬的圆丝或方丝作为主弓丝，用链状橡皮圈或螺旋弹簧牵拉完成，也可以用其他方法远移尖牙。这一步要注意防止支抗丢失太多和尖牙过度倾斜。

2）切牙舌向移动关闭间隙：使用方形为主弓丝，在侧切牙与尖牙间弯制闭合性的弹簧曲（如闭合垂直曲、泪滴样曲）关闭间隙。为达到切牙控根移动，需要在切牙段弓丝做根舌向转矩，并于前者组成一个复合的力，可以产生切牙整体移动的效果。同时，可以用弹力橡皮圈做Ⅱ类颌间牵引，调整牙弓间的𬌗关系。

（3）牙位及𬌗关系的进一步调整：这一阶段应使用具有良好牙弓形态和牙轴倾度的理想型弓丝，以及各类牵引等措施，对局部存在的牙轴、牙位及咬合关系异常进行精细调整，使上下牙弓的形态、功能达到较好状态。

（4）保持：基本完成矫治后，先去除上下弓丝，用结扎丝由一侧末端颊面管到另一侧末端颊面管，通过所有托槽进行"8"字交叉连续结扎固定 3～4 周。若牙齿和𬌗关系稳定，改用保持器保持。

🔗**链接**

英明的正畸创新者——Tweed

查尔斯·H·特威德（Charles·H·Tweed）博士，是安格医生的学生和选定的接班人。1928 年结业于安格课程班，其后与安格医生进行合作并接受老师嘱托，毕生贡献于口腔正畸事业。在他的游说下，1929 年，在亚里桑那州议会通过了美国第一部正畸专业法，首次将正畸医疗确定为一种独立专业。同时，他获得了全美第一个正畸行医执照。如果说安格发明了方丝弓托槽，特威德则被认为是方丝弓矫治器的创造者，他被认为是那个时代的首席方丝弓矫治医生。他履行了对导师安格的诺言，为方丝弓矫治器的发展贡献了 42 个春秋，1970 年 1 月 11 日与世长辞。

（二）直丝弓矫治器

直丝弓矫治器（straight wire appliance，SWA）源于方丝弓矫治器。由于没有做到托槽的个别化，方丝弓矫治器需要通过大量的弓丝弯制补偿来完成牙弓内治疗。直丝弓矫治器通过托槽和颊面管厚度、预成轴倾角及转矩角设计，体现不同牙齿的大小形态位置的差异，在托槽和颊面管位置正确的条件下，无需在弓丝上弯制三个序列弯曲，就可以确定牙齿在牙弓内的正确位置。由于减少了弯制三个序列弯曲的程序，仅使用一根具有基本弓形的平直弓丝完成矫治工作，且治疗结束时，弓丝仍完全平直，又称预调矫治器（preadjusted appliance）。这是两种矫治技术的最本质差别。由于临床操作的简化和矫治的准确性，SWA 已被发达国家 80% 以上的医生使用。

1. 正常𬌗的六项标准　正常𬌗的六项标准（six keys to normal occlusion），被认为是𬌗的最佳自然状态，也成为正畸治疗的目标。偏离其中某一项或几项，就可能会造成𬌗关系的异常。临床研究表明，自然状态下完全符合这个标准的𬌗并不常见，正畸治疗后能完全达到这个标准的也不多。

（1）磨牙关系：上颌第一恒磨牙近中颊尖咬合于下颌第一恒磨牙颊沟上；同样重要的是上颌第一恒磨牙远中颊尖的远中斜面咬合于下颌第二恒磨牙近中颊尖的近中斜面上，上颌尖牙咬合于下颌尖牙和第一前磨牙之间（图 6-88）。

（2）牙齿近远中轴倾角：轴倾角也称冠角，系牙齿临床冠长轴与𬌗平面垂线的交角（图

6-89）。临床冠长轴的龈端向远中倾斜时轴倾角为正值,向近中倾斜时为负值;正常殆的轴倾角大多为正值。

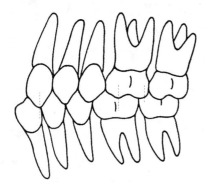

图 6-88　磨牙关系

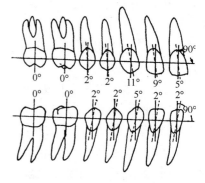

图 6-89　牙齿近远中轴倾角

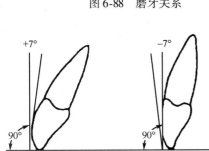

图 6-90　牙齿冠转矩

（3）牙齿冠转矩:冠转矩也称冠倾斜,系牙齿临床冠长轴的唇(颊)、舌向倾斜度(图 6-90)。冠唇(颊)向倾斜转矩为正值,冠舌向倾斜转矩为负值。

（4）旋转:正常殆应当没有不适当的牙齿旋转。

（5）间隙:正常殆应当有良好接触,没有牙齿间隙。

（6）殆曲线:正常殆纵殆曲线较为平坦,Spee曲线深度为 0～2mm。

◆链接 ━━━━━━━━━━━━━━━━━━━━━━━━━━━━━━━

直丝弓矫治技术的发展过程

　　1972 年,Andrews 发表了他的文章,提出正常殆的六个关键特征,并以此为基础提出托槽槽沟带预转矩、预倾斜角、预扭转角的直丝弓矫治器,Andrews 也被认为是预调托槽系统之父。过去的 10 多年里,直丝弓矫治技术经历了一个新的发展阶段:第一代直丝弓矫治器 Straight-Wire Appliance(SWA)是 Andrews 医生的专利名词;1976 年,第二代直丝弓矫治器经过 Roth 医生的改良称为 Roth set-up;1997 年,McLaughlin、Bennett 和 Trevisi 三位医生提出了第三代直丝弓矫治器称为 MBT 矫治技术。

━━━

　　由于专利的缘故,Andrews 之后的类似矫治器比较注意回避“直丝弓”的字眼,代之以使用 preadjusted appliance(预调矫治器或预置矫治器),并常冠以设计者的名字。从广义上讲,凡是托槽中预置三个序列弯曲设计的矫治器都可以被称为“直丝弓”矫治器。

　　2. 直丝弓矫治器的设计原理

　　（1）消除第一序列弯曲(图 6-91):通过对托槽及颊面管底板不同的厚度设计,可以在一个标准弓形上调整牙齿的唇舌向位置,避免了在弓丝上的弯曲,消除了第一序列弯曲。

　　（2）消除第二序列弯曲(图 6-92):通过对托槽的槽沟进行预成轴倾度设计,可以在一个标准弓形上调整牙齿的轴倾度,避免了在弓丝上的弯曲,消除了第二序列弯曲。

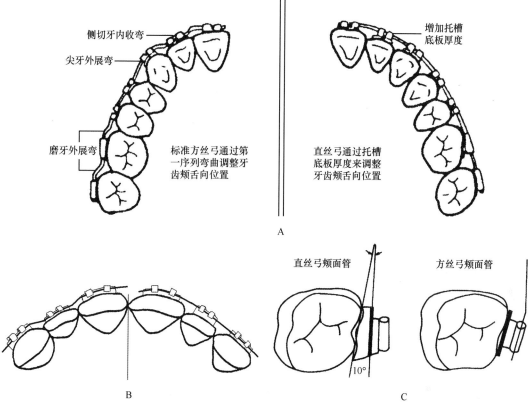

图 6-91　消除第一序列弯曲

（3）消除第三序列弯曲（图 6-93）：通过对托槽的托座进行预成转矩设计，可以在一个标准弓形上调整牙齿的转矩，避免了在弓丝上的弯曲，消除了第三序列弯曲。

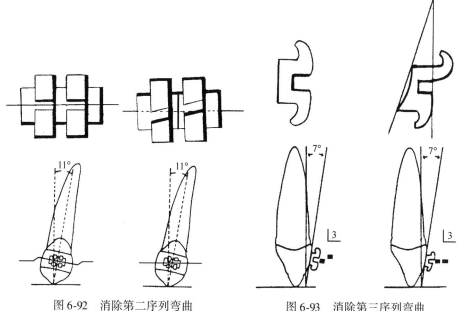

图 6-92　消除第二序列弯曲　　　　图 6-93　消除第三序列弯曲

3. 直丝弓矫治器的组成 直丝弓矫治器的组成与方丝弓矫治器的组成相同,所不同的是各部件的特征。

(1) 带环:直丝弓矫治器除使用第一恒磨牙成品带环(一种是已焊接颊面管带环;一种是未焊接颊面管带环,需要医生自行定位焊接)外,通常还要使用第二恒磨牙成品带环。带环可以个别制作,要求与牙齿紧密贴合,不妨碍咬合,对牙龈无刺激。

(2) 托槽(图6-94):直丝弓托槽和方丝弓托槽的不同点主要有:①有关牙齿的轴倾角、转矩、旋转和颊舌向关系等数据,已全部制作表达在托槽的设计上,各种不同系列的直丝弓托槽的主要差别,就表现在这些数据的差异;②托槽的远中龈向翼上都有永久标志点:一般进口产品标记上颌为圆点,下颌为椭圆点;国产产品标记上颌为圆点,下颌为线;③托槽在牙面黏贴的位置是牙齿临床冠的中心。在直丝弓矫治技术中,托槽黏结的位置是否正确,直接影响矫治效果。

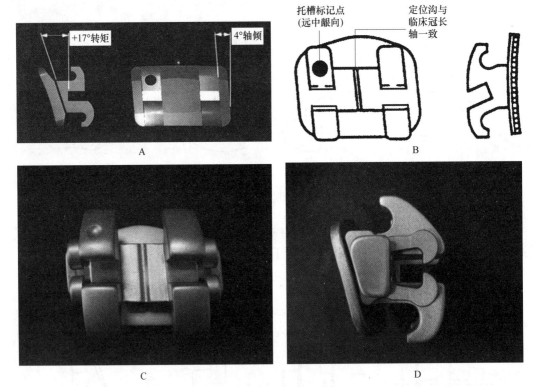

图6-94 托槽
A、B. 普通直丝弓托槽;C、D. 直丝弓自锁托槽

(3) 矫治弓丝:使用原则和顺序与方丝弓矫治器基本相同,只是基本上不需要进行弓丝的弯制。

(4) 末端颊面管(图6-95):直丝弓颊面管的设计与托槽设计相似,有关牙齿的轴倾角、转矩、旋转和颊舌向关系等数据,已全部制作表达在颊面管的设计上,由于这些数据的差异,形成各种不同系列的直丝弓矫治器类型。

4. 直丝弓矫治器的类型

(1) Andrews 直丝弓矫治器:由 Andrews 根据不同的类型病例设计了12种直丝弓托槽系列,而且每个牙齿的托槽也各不相同。对一个特定患者,首先要根据拔牙或不拔牙选择

"标准式"或"拔牙式"托槽;其次要根据患者 ANB 角的大小区分使用三种不同类型的切牙托槽;最后,对拔牙病例还要根据支抗的大小确定三种不同型式的尖牙与后牙托槽。由于极为繁杂,不利于广泛推广使用,现在已不再使用。需要注意的是,直丝弓矫治器(straight wire appliance,SWA)是 Andrews 的注册专利名称。

（2）Roth 直丝弓矫治器:由 Roth 根据多年使用 Andrews 托槽积累的经验和他倡导的功能粭目标,设计了一种适合大部分

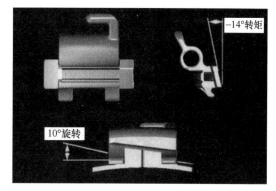

图 6-95　直丝弓末端颊面管

患者使用的托槽,属于过矫正拔牙托槽,被称为 Roth set-up。其托槽数据包含的角度,可以完成牙齿在三维方向的轻度过矫正;并允许牙齿轻度倾斜移动;为省去弓丝的代偿弯曲,切牙托槽位置设计稍靠切缘。Roth 的做法,符合简单实用的原则,大大促进了直丝弓矫正器的推广,Roth 数据的直丝弓矫正器也因此成为目前临床上使用最广泛的直丝弓矫正器。

功能粭是下颌功能运动时的状态,是正常粭的动态标准,也是正畸治疗的目标。

1）正中粭即最大尖窝接触位时髁突应位于关节凹正中位置。

2）正中粭时后牙均匀接触,粭力尽可能沿长轴方向;前牙应稍稍分离(0.005″),形成后牙对前牙的保护。

3）前伸粭时 6 个上前牙与 8 个下前牙接触,后牙稍稍分离,形成前牙保护后牙。

4）侧方粭时,形成尖牙保护粭。

（3）MBT 直丝弓矫治器:由 McLaughlin、Bennett 和 Trevisi 在 1997 年设计出 MBT 直丝弓矫治器。其主要特点是:强调持续轻力,减小了上下前牙,特别是尖牙的轴倾角;增大上切牙的冠唇向转矩角和下切牙的冠舌向转矩角;增大上磨牙冠舌向转矩角;减小了下尖牙和下后牙特别是磨牙冠舌向转矩角;上颌第二前磨牙托槽底座增加了 0.5mm 厚度。

MBT 矫治器作为新一代的直丝弓矫治器,其独特的以持续轻力滑动法移动牙齿的高效能直丝弓矫治体系,对比传统直丝弓技术的改进主要体现在直丝托槽改进、多种预成弓形、新的托槽定位技术、简化的弓丝序列、有效的支抗控制手段、精确的个别牙调整等方面。

（4）基于正常粭中国人牙齿特征的直丝弓矫治器:2006 年,曾祥龙等根据中国人正常粭牙齿特征设计了 Z2 矫治器,临床的使用结果证明可以进一步提高矫治质量和矫治效率。

（5）其他直丝弓矫治器:目前临床上还会使用到 O-PAK 直丝弓矫治器、亚历山大直丝弓矫治器等;另外,为了减低摩擦力,减轻临床操作强度,目前临床也大量使用根据上述矫治器设计数据研发的不需结扎丝结扎的自锁托槽矫治器。

5. 直丝弓矫治器的托槽定位　直丝弓矫治器将托槽定位在牙齿的临床冠中心点,但牙齿的临床冠中心高度具有种族差异。Andrews 使用目测法确定临床冠中心点,比较简单,但存在误差;Roth 定位标准稍有变化;MBT 技术推荐使用托槽定位表,比较精确,但耗时费力。

6. 直丝弓矫治器的弓丝使用原则　直丝弓矫治器要求以轻力为主。开始使用最轻的力,逐渐加大力度,不宜使用较大力。所以,直丝弓矫治器弓丝的使用原则是:由细丝到粗丝,由软丝到硬丝,由圆丝到方丝。

7. 直丝弓临床操作步骤特点　直丝弓矫治器源于方丝弓矫治器,遵循方丝弓矫治技术的治

疗原则,同时吸取了 Begg 矫治技术的细丝轻力、组牙滑动的特点,形成了当代直丝弓矫治技术。

当代直丝弓矫治技术的操作步骤有以下特点:①强调托槽黏结位置的精确;②重视牙弓完全整平,第二磨牙通常加入矫治系统;③高弹性弓丝如热激活镍钛丝的广泛使用;④治疗过程使用弱而持续的矫治力(50~150g);⑤使用三种弓形,即尖圆形、卵圆形和方圆形;⑥第一阶段采取尖牙后"8"字结扎和末端弓丝回弯来防止前牙唇倾与覆𬌗加深;⑦第二阶段通过尖牙近中弓丝加牵引钩,使用滑动法关闭拔牙间隙;⑧完成阶段允许个别牙齿的调整和必要的过矫治,以及在细圆丝上的垂直三角形牵引。

(三) Begg 细丝弓矫治器

Begg 细丝弓矫治技术,有别于方丝弓矫治技术和直丝弓矫治技术,是整体牙移动技术中的另一类矫治技术,被称为差动牙移动技术。所谓差动牙移动方式,是指先容许牙冠倾斜移动,然后再进行根的直立,达到间接整体牙移动。Begg 细丝弓矫治技术适用于各种的牙齿移动,能够运用最适宜的力量,达到牙齿的最大移动效果,矫治过程顺利而安全。在当今迅速发展的矫治技术中,Begg 细丝弓矫治技术的一些重要理念一直被其他矫治技术广泛地吸收采用。

Begg 通过对古澳洲土著人牙𬌗的研究得出结论:以往所谓的恒定的咬合是持续变化的,咬合不是固定不变的;人的一生中,牙齿都在倾斜的向近中和咬合方向移动。基于这种认识,他不提倡牙齿的远中移动。同时,Begg 借鉴差动力概念,充分利用有利的差动力原理,成功解决了口内支抗问题,不在矫治过程中使用口外支抗。

差动力(differential force)原理是:当单根的前牙和多根的后牙之间使用交互微力(如60g)牵引时,前牙相对快速倾斜移动,而后牙几乎不动;而在同一种情况下,当用较大力时,则后牙趋于近中移动,而前牙运动受阻。这实际上是不同牙齿对同一种力的"不同反应"(differential reaction),这就是差动力。

> **➲链接**
> ────────────
>
> **Begg 和 Begg 细丝弓矫治技术**
>
> 1954 年,早年师从于安格的澳大利亚正畸医生 Begg(Raymod P. Begg),根据对澳洲石器时代人类的牙列化石及生活方式的研究,结合带形弓矫治器的原理,提出 Begg 细丝弓矫治技术。该技术的主要特点是:①依据磨耗𬌗理论,提出拔牙矫治方法;②采用改良的带形弓托槽(Begg 托槽:弓丝由龈向进入槽沟)及较细的圆丝(直径 0.35~0.6mm,不超过 0.7mm),使用 60~90g 的轻力,倾斜移动牙齿,通过多个倾斜移动达到整体移动目的;③利用差动力原理,避免使用口外力;④主张过度矫治以防止复发;⑤明确矫治的三个阶段和阶段目标。

(四)常用口外支抗矫治器

1. 后方牵引装置

(1)口外弓牵引矫治器:以颈带或头帽作为支抗部件、口外弓作为连接部件,后牙带环及颊管作为主要口内部件的后方牵引装置(图6-96)。

根据牵引方向,可分为以下三类。

1)低位牵引(cervical headgear):通过引起上颌磨牙的伸长和下颌磨牙的压低的效果,使下颌发生旋转,间接改变下颌生长方向。一般运用于下颌平面角较小的安氏Ⅱ类错𬌗或下颌平面角较大的安氏Ⅲ类错𬌗。

2)高位牵引(high-pull headgear):引起上后牙的压低,适合于下颌平面角正常或较大的

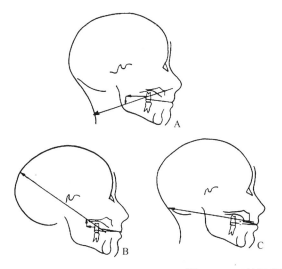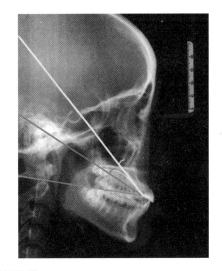

图 6-96　口外弓牵引矫治器

A. 低位牵引；B. 高位牵引；C. 水平牵引

安氏Ⅱ类错殆。也可抑制上颌向前生长。

3）水平牵引（combination headgear）：不产生垂直向分力，对上颌骨有抑制向前生长作用，也用于加强磨牙支抗和后移磨牙。

（2）J形钩牵引矫治器：

1）低位J形钩牵引：适用于覆殆较浅或有开殆倾向的错殆。

2）高位J形钩牵引：适用于上颌平面顺时针旋转或深覆殆病例。

3）水平J形钩牵引：适用于下颌平面角较正常的错殆。

2. 前方牵引装置（reverse headgear）　以额垫、颏兜作为复合支抗部件、面具牵引支架作为连接部件、活动或固定矫治器作为口内部件的口外支抗矫治装置（图 6-97）。上颌前方牵引的作用目标是上颌骨生长型和生长量的改良，必须在生长发育期使用，最佳年龄为 8 ~ 11 岁。

3. 垂直牵引装置（extraoral vertical pull）　应用垂直向牵引力来抑制牙齿、牙槽及颌骨垂直向生长方向及生长量的口外支抗矫治装置。

（1）口外弓垂直牵引装置：通过压低上后牙从而抑制上颌骨后段垂直向生长，间接促进下颌向前、上的旋转生长。适用于下颌平面角较大并有前牙开殆或开殆倾向的安氏Ⅱ类错殆。

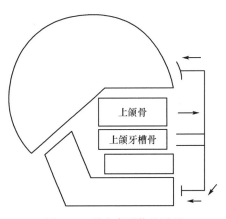

图 6-97　前方牵引装置原理

（2）颏帽垂直牵引装置：由颏兜和头帽用垂直弹力带连接而成。作用力直接作用于颏部，抑制下颌垂直向的生长，控制下颌向下、后旋转的生长型。适用于下颌平面角较大或有前牙开殆倾向的安氏Ⅱ类错殆，对于下颌垂直向生长大于水平向生长的长面型病例尤为合适。

4. 头帽颏兜牵引矫治器（chin-cup appliances）　由头帽、颏兜和弹力带组成的作用于下颌的纯口外力矫治装置。适用于生长发育期的骨性或功能性Ⅲ类错𬌗。禁用于下颌前突反𬌗伴有下切牙过度舌倾及下前牙过度拥挤的患者；对于严重的下颌发育过度者，年龄再小均无矫治意义。

5. 口外牵引力的调控

（1）牵引力类型：

1）口外正畸力（orthodontic force）：力值范围340～450g，加力由轻渐重。

2）口外矫形力（orthopedic force）：力值范围，上颌每侧800～1100g，下颌每侧1200～1700g。

（2）牵引力的大小和作用时间：

1）加强磨牙支抗：每侧200～300g牵引力，每天8～12小时。

2）推磨牙向远中：每侧300～500g牵引力，每天不少于12小时。

3）远中移动尖牙或前磨牙：每侧150～300g牵引力，每天不少于12小时。

4）压低和内收4个切牙：每侧100～150g牵引力，每天至少12小时以上。

5）抑制上颌的向前生长：每侧500～800g牵引力，如要取得快速整形效果，可使用每侧1200～2000g牵引力。

6）刺激上颌生长：前牵力值为500～1000g，每天不少于12小时，尽量延长戴用时间。对口内固定矫治器的主弓丝要求直径0.5mm以上。

7）抑制下颌生长：每侧500g左右。年龄小的患者，可从每侧150～300g开始，1～2个月后增到500g。每天不少于12小时，每周100小时以上。

8）抑制垂直向生长：用于压低单个磨牙，每侧150～300g牵引力；压低后牙段，每侧300～500g牵引力；颏帽垂直牵引装置，一般每侧500g或更大。

6. 注意事项

（1）建立戴用时间记录卡，督导患者。

（2）戴用顺序指导，取戴注意安全，防止发生意外。

目标检测

A₁型题

1. 下列哪一个属于固定矫治器
   A. 生物调节器
   B. 平面导板
   C. 唇挡
   D. 方丝弓矫治器
   E. 斜面导板

2. 下列哪一个属于功能矫治器
   A. 方丝弓矫治器
   B. 直丝弓矫治器
   C. Frankel矫治器
   D. 双（三）曲舌簧
   E. 扩弓螺旋器

3. 锡焊的焊媒是
   A. 正磷酸
   B. 硼砂
   C. 松香
   D. 氟化钾为主的高氟碱性焊媒
   E. 硼酸和硼砂

4. 银焊的焊媒是
   A. 正磷酸
   B. 硼砂
   C. 松香
   D. 氟化钾为主的高氟碱性焊媒
   E. 硼酸和硼砂

5. 第一磨牙牙冠倒凹不足时，常用的固位装置是
   A. 单臂卡环　　B. 双曲唇弓
   C. 短唇弓　　　D. 箭头卡环
   E. 连续卡环

6. 适用于破除口呼吸、咬唇、吮指等不良习惯的矫治器是
   A. Frankel矫治器

B. 头帽口外弓肌激动器

C. Twin-block 矫治器

D. 前庭盾

E. 上颌斜面导板

7. 用于矫治舌向或腭向错位的牙的功能装置是

A. 双曲舌簧　　　B. 双曲唇弓

C. 扩弓簧　　　D. 箭头卡环

E. 前庭盾

8. 功能性矫治器特别适合于矫治

A. 开𬌗　　　B. 锁𬌗

C. Ⅱ类错𬌗　　　D. Ⅲ类错𬌗

E. 深覆𬌗

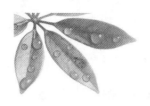

第 **7** 章
错𬌗畸形的早期矫治

1. 错𬌗畸形早期矫治的意义。

2. 预防矫治的方法。

3. 阻断矫治的方法。

4. 骨性牙颌畸形的矫治方法。

绝大多数牙颌畸形是儿童在生长发育过程中,受遗传及环境因素影响所导致的发育畸形。早期预防牙颌畸形的发生,及时对已发生的畸形进行早期治疗,阻断其发展,或通过早期控制,引导牙颌面良性发育,不仅对儿童口颌系统的正常生长发育、儿童心理的健康成长十分重要,而且可简化治疗方法并缩短疗程。口腔医师应该通过多种方式对民众进行预防牙颌畸形的基本知识宣教,共同做好儿童口腔保健和牙颌畸形的早期防治工作。

第1节　早期矫治概述

一、早期矫治的概念

早期矫治是指在儿童早期生长发育阶段(一般指青春生长发育高峰期及之前的阶段),对已表现出的牙颌畸形、畸形趋势及可导致牙颌畸形的病因进行的预防、阻断、矫治和导引治疗。对第二恒磨牙完成建𬌗、已过生长高峰期儿童的正畸治疗,多归属于恒牙列初期常规正畸治疗的范围。

早期防治的目标是:维护和创建口颌系统的正常生长发育环境,阻断造成牙颌畸形的不良干扰因素,建立有利于正常建𬌗的咬合功能运动环境,改善不良的颌骨生长型,以促进儿童颅面和心理的发育。临床上牙颌畸形的早期矫治可归纳为以下三个方面。

1. 早期预防及预防性矫治　包括母体营养、幼儿健康保健、正常牙弓形态的维持、正常口颌功能刺激的维持,以及去除可能导致牙颌畸形的因素等。

2. 早期阻断性矫治　对已出现的早期畸形、造成畸形的因素及不良习惯等进行矫治器阻断治疗及肌功能调整训练治疗。

3. 早期颌骨生长控制和矫形治疗　通过自身肌力或外力刺激或抑制手段,协调和控制上下颌骨在三维空间(长、宽、高)方面的生长发育。

二、早期矫治的特点

1. 适当的矫治时机　一般乳牙列的矫治,最好在4岁左右(3.5~5.5岁)进行。

混合牙列的矫治,一般应在恒切牙的牙根基本发育完成时(8~9岁)再进行,如在牙根发育不全时过早矫治或使用的矫治力过大,常影响恒切牙牙根的发育造成牙根吸收。

颌骨畸形的早期矫形治疗,在 10 ~ 12 岁前(男性高峰期晚于女性 2 年左右)进行。

上颌基骨宽度的扩大,应在腭中缝完全融合前进行,适用于 8 ~ 14 岁的患者,一般不应大于 15 ~ 17 岁,否则牙弓的扩大主要为后牙的颊向倾斜移动。

2. 适宜的矫治力　早期矫治一般应施以柔和的轻力,根据治疗的目的(牙或颌骨)不同施加适宜的矫治力。对牙的矫治应采用柔和的正畸力,而对颌骨的矫形应使用适宜的矫形力。

3. 早期矫治的疗程及疗效　早期矫治一般不超过 6 ~ 12 个月。

由于早期矫治是在牙、颌、面某一生长阶段进行,可能只是整个治疗计划的一部分,替牙后仍需要进行常规正畸治疗。因此,早期矫治可能是有限的或尝试性的,故又称有限矫治(limited orthodontics)。

早期矫治疗效的评价标准:①造成牙颌畸形的病因是否去除或控制;②牙位置是否基本正常,牙弓形态是否协调,不影响颌骨的正常发育;③原有的颌骨异常是否得到控制和改善,并能保持到生长结束。

三、早期矫治的方法

1. 简单矫治器治疗

(1) 不良习惯的阻断:对于一些可造成或已造成错𬌗畸形的不良习惯,如吮指、吮颊、咬唇、咬物、吐舌等,可以通过戴用简单矫治器,如腭刺、腭屏、唇挡、颊屏等进行治疗。

(2) 间隙保持及阻萌:对于替牙期的障碍,如乳牙或恒牙早失、恒牙早萌,为维持正常的牙弓长度及恒牙正常萌出,可通过戴用缺隙保持器、舌腭弓及阻萌器等。

(3) 牙弓不调的矫治:对于乳牙列及混合牙列期的一些错𬌗畸形,如乳前牙反𬌗、单侧后牙反𬌗等,可通过简单的活动矫治器,如上颌𬌗垫式舌簧矫治器、上颌扩弓矫治器等进行治疗。

2. 功能性矫治器治疗　功能性矫治器系一类利用肌能力(如肌力及咬合力等)进行牙颌关系调整治疗的矫治装置。如上颌斜面导板、肌激动器、FR、twin-block 矫治器等。功能性矫治器多为活动式,大多在夜间戴用(每天应不少于 12 ~ 14 小时);也有设计为固定式的,如 Herbst 矫治器等,系全天戴用。

3. 口外矫形装置治疗

(1) 抑制上颌发育的以枕骨及颈为支抗的面弓(face bow)及 J 形钩等。

(2) 促进上颌发育的以额、颏为支抗的面具式前方牵引器、改良颏兜(modified chin cap)。

(3) 抑制下颌发育的以枕骨、颈(向后牵引)及以顶骨(垂直牵引)为支抗的颏兜式矫治器等。

4. 肌功能训练

(1) 训练张力不足的唇部肌肉:唇肌张力不足的患者可放一纸片在上下唇之间,唇用力将纸夹持,反复进行抽拉训练。也可用弹力线拴一纽扣,将纽扣放置于切牙唇面前庭部,唇用力闭合将纽扣夹持,反复牵拉弹力线进行训练;也可采用吹笛、吹喇叭等方法,均可达到训练唇肌的目的。

(2) 训练正常下颌位置:对儿童期下颌后缩、远中位的患者,在去除咬合障碍、纠正不良习惯、用正确的姿势喂养的前提下,可训练下颌主动前伸,即嘱患者站立,两手自然下垂,保持头颈部直立,患者前伸下颌至上下切缘相对或反超,并保持前伸位数分钟。反复多次训练可以增强翼外肌及浅层咬肌的张力,使下颌逐渐向前调整。反之,对于儿童期下颌习惯性前伸的患儿,可嘱其后退下颌至上下前牙切缘相对,反复训练。以上可同时配合矫治器或调秴处理。

(3)训练正常吞咽动作:由于扁桃体或咽喉炎症可引起患儿在吞咽时的疼痛,而舌的前伸可以避免吞咽疼痛,容易形成患儿的习惯性伸舌吞咽习惯,其治疗方法除治疗咽部疾病外,也可辅以舌肌功能训练,帮助建立正常的吞咽动作。嘱患儿在口内含一点水,面对镜子将牙正常咬合,用舌尖抵在上切牙腭乳头处,然后将水吞下。此法可在每次餐后练习10次以上。

第2节　早期预防及预防性矫治

预防矫治(preventive orthodontics)系指自胚胎第6周(牙板开始发生)至恒牙列(不包括第三磨牙)建秴完成前的这段时期,对影响牙、牙槽骨、颌骨等正常生长发育的全身及局部不良因素及时去除,从而使牙列顺利建秴,颌骨正常发育,颜面协调生长。预防矫治包括早期预防和预防性矫治两方面的内容。

一、早 期 预 防

1. 胎儿时期的早期预防　母体的健康、营养、心理及内外环境对胎儿的早期发育非常重要。尤其妊娠初期前3个月,如流感、疱疹病毒感染,对胎儿的颌、面部生长发育有较大的影响。

2. 婴儿时期的早期预防　提倡母乳喂养和正确的喂养方法,喂养姿势为婴儿约45°的斜卧位或半卧位,避免卧位;正确的睡眠姿势,避免长期单一体位睡眠;破除不良习惯,如吮指、吮嘴唇等不良习惯将影响牙、颌、面部的正常生长发育。

3. 儿童时期的早期预防　注意良好的饮食习惯;注意防病治病,减少或避免疾病对牙、颌、面部的正常生长发育的影响;注意防龋和对儿童的心理干预。

二、预防性矫治

预防性矫治包括:间隙保持、助萌、阻萌,维护健康口腔环境,去除咬合干扰,矫治异常的唇、舌系带,以及刺激牙颌发育的功能训练等。主要针对乳牙或恒牙早失、乳牙滞留等原因,有可能引起错秴畸形而采取的一些措施。

(一)乳牙或恒牙早失

1. 乳牙早失的预防性矫治　常用缺隙保持器维持缺牙区的间隙。

(1)丝圈式固定缺隙保持器:丝圈由直径0.9mm不锈钢丝弯制而成,并焊接在带环上(图7-1)。丝圈的颊舌径稍宽于未萌出恒牙的

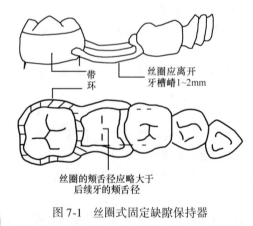

图7-1　丝圈式固定缺隙保持器

颊舌径,与缺失牙的邻牙邻面最突点良好接触;丝圈离开牙槽嵴顶 1～2mm(彩图 38)。

(2) 固定舌弓:舌弓由直径 0.9mm 不锈钢丝弯制而成,并焊接在带环上。舌弓应抵住下颌切牙的舌侧,在间隙的近中焊接阻挡丝(图 7-2)。

(3) 活动义齿式缺隙保持器:制作方式类似活动义齿修复,但不使用支托;减少使用唇颊侧基托;减少使用卡环;基托应离开切牙舌侧边缘 1～2mm(图 7-3)。

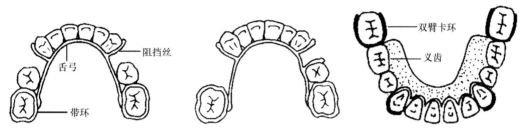

图 7-2　固定舌弓　　　　　　　　图 7-3　活动义齿式缺隙保持器

(4) 缺隙开大矫治器:适用于乳牙早失,后牙近中移位的患者。开大缺隙必须注意加强前段牙弓的支抗条件(图 7-4)。可以使用活动或固定矫治器来开大缺隙。

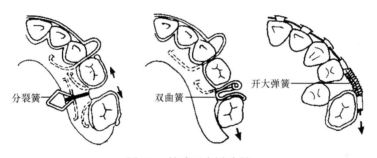

图 7-4　缺隙开大矫治器

🔵链接 ────────────────────────────────

乳牙早失如何判断?

　　乳牙早失应该根据临床病史、口腔检查和牙齿 X 线检查进行诊断。若患者 X 线片显示后续恒牙牙根尚未发育或形成少于1/2,牙冠𬌗面有较厚的骨质覆盖即可诊断。

────────────────────────────────

2. 恒牙早失的预防性治疗

(1) 邻牙替代法:在正畸临床中,常用邻牙前移替代早失牙。常见的有:侧切牙替代早失的中切牙,第二恒磨牙替代早失的第一恒磨牙。

(2) 义齿修复法:恒牙早失后,若能够保留足够的间隙,可以采用活动或固定义齿修复的方法,恢复缺牙区的咬合关系和咀嚼功能。

(二) 恒牙萌出异常

1. 恒牙早萌的预防性治疗　在乳恒牙替换期间恒牙过早地萌出,此时恒牙牙根刚开始形成或尚未形成,早萌牙易受外伤或感染而脱落。

为保证牙根形成适当长度后再萌出,临床上可用阻萌器阻止早萌牙萌出。阻萌器是在丝圈式缺隙保持器上加焊一根阻萌丝(图 7-5)。定期观察牙根发育情况,如牙根已形成1/2以上时,可取下阻萌器任其萌出。

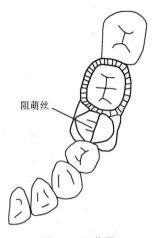

阻萌丝

图 7-5　阻萌器

2. 恒牙迟萌、阻生及异位萌出的预防性治疗　恒牙在应萌出的年龄不萌而对侧同名牙已萌出时为迟萌。多系恒牙胚位置异常、缺乏萌出力或萌出道间隙不足所致。

这类情况以分析、去除病因为原则,如尽早拔除滞留的乳牙、残根等。如恒牙牙根已形成 2/3 以上而萌出力不足时,可用外科手术开窗、导萌,或牵引助萌的措施。对已造成邻牙根吸收者,则应根据情况综合考虑选择拔牙或保存措施。

3. 恒牙萌出顺序异常的预防性治疗　恒牙萌出的顺序对正常建𬌗影响较大。如上颌第一磨牙在下颌第一磨牙之前萌出,当乳牙列有散在间隙时,上磨牙容易向前移动形成远中𬌗,上下颌第二磨牙先于尖牙和第二前磨牙萌出时,易前移引起牙弓长度变短,并使尖牙及第二前磨牙萌出时因间隙不足而错位萌出。

如第二磨牙先于前磨牙、尖牙萌出,可用第一磨牙前的固定舌弓维持牙弓长度,以便后继尖牙、前磨牙替换后有足够的间隙自行调整、排齐。如上颌第二磨牙已近中移动或已形成远中磨牙关系,可设计唇挡等矫治器将上颌第二磨牙推向远中,以便保持磨牙中性关系。

第 3 节　早期阻断性矫治

阻断性矫治(interceptive orthodontics)是对乳牙列期及替牙列期因遗传、先天或后天因素所导致的,正在发生或已初步表现出的牙、颌、面发育异常等,采用简单的矫治方法进行治疗,或采用矫形的方法引导其正常生长。其目的是阻断畸形发展的过程,使之自行调整,建立正常的牙、颌、面关系。

一、口腔不良习惯的矫治

口腔不良习惯(harmful habits)可因疲倦、饥饿、不安全感、扁桃体肥大、鼻气道阻塞等复杂的心理、生理因素所引起,系一种儿童无意识行为。由于不良习惯可导致口颌系统在生长发育过程中受到异常的压力,破坏了正常肌力、咬合力的平衡、协调,从而造成牙、颌、面发育及形态异常。口腔不良习惯持续的时间越长,错𬌗发生的可能性和严重程度就越大。因此,尽早破除不良的口腔习惯、阻断畸形的发展十分必要。

1. 吮咬习惯(sucking and biting)　常发生在婴儿时期,由于吮吸活动不足、过早断奶、无意识动作或缺乏与家人的情感交流,常常在哺乳时间之外或睡眠时吮指、吮咬颊、吮咬唇、咬物等,多数儿童可随年龄的增大,被其他活动所取代而消失,一般不会产生不良作用。但这种吮咬活动如果持续到 3 岁以后并加重,则应属于口腔不良习惯。

矫治吮咬习惯除了说服教育外,可以采取以下方法:手指涂抹黄连素(盐酸小檗碱)等苦味药水;戴金属指套;戴唇挡矫治器;戴前庭盾等。

2. 吐舌习惯(tongue-thrust)　患儿常将舌头放在上下前牙之间形成开𬌗,前牙开𬌗间隙多呈梭形。由于舌经常放在上下牙之间,颊肌张力增大,可导致上牙弓缩窄。严重者可导致下颌向下、向后旋转生长。

病因学上,吐舌可以是原发性或继发性。除改正不良吐舌习惯外,对继发性患者,应治疗其局部及全身疾病后再进行正畸治疗。必要时可做腭刺、腭网破除吐舌习惯。

（1）固定腭网矫治器：上颌乳磨牙上制作带环，其舌侧焊接舌弓后，舌弓前段再焊接网状钢丝，阻止舌与牙的接触（图 7-6，彩图 39）。

（2）活动舌刺矫治器：在上颌模型上设计箭头卡环固位，在腭侧前牙区基托内埋入 4 ~ 6 根直径 1 ~ 1.2mm 的钢丝，钢丝末端应圆钝并向舌侧延伸进口底，钢丝离开上前牙腭侧 5 ~ 7mm，以不影响正常舌活动、不压迫黏膜为宜（图 7-7）。

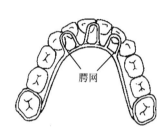
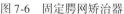
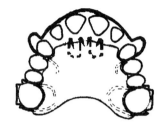
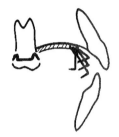

图 7-6　固定腭网矫治器　　　　　　　图 7-7　活动舌刺矫治器

3. 异常吞咽（abnormal swallowing）　婴儿不仅通过吮奶吸取生长必需的营养物质，而且充分的吮吸活动还能刺激口颌系统的发育。婴儿型吞咽（infantile swallow）是乳牙萌出前的吞咽方式，即舌放在上下颌龈垫之间，唇、颊收缩形成唧筒状吸奶并进行吞咽。牙萌出后，正常的吞咽为提下颌肌收缩，使上下颌牙接触、唇闭合、舌背与腭穹接触，舌尖接触硬腭前份上切牙乳头并向上、后推动使食物进入咽部，再到食管。一些保留了婴儿型吞咽的患者，或因慢性咽喉炎刺激使舌位前伸，吞咽时舌伸入在上下前牙之间，面部表情肌和唇肌活动明显。伸舌吞咽可表现出两种不同的错殆畸形，对于水平生长型的患儿常表现为双牙弓前突，垂直生长型者常表现为前牙开殆。

治疗方法除教育儿童改正不良吞咽习惯外，对有扁桃体过大、慢性扁桃体炎、佝偻病等的继发性患者，应尽早治疗后再做正畸治疗。必要时可做腭刺、腭网或腭屏破除伸舌吞咽，同时训练正常的吞咽动作。

4. 口呼吸习惯（habitual mouth breathing）　因慢性鼻炎、鼻窦炎、鼻甲肥大、扁桃体肥大等鼻咽部疾病，使鼻呼吸道阻塞而长期习惯于部分或全部用口呼吸。

对于因急、慢性鼻咽部疾病引起的口呼吸习惯，首先应对鼻咽部疾病进行治疗，必要时切除过大的扁桃体，待鼻呼吸道完全通畅后，再酌情进行矫治；年幼的儿童，畸形尚不严重时，除口腔宣教外，可用前庭盾改正口呼吸习惯。前庭盾置于口腔前庭部分，双侧延至第一磨牙，前份与前突的上切牙接触，双侧后份离开后牙 2 ~ 3mm，以促进切牙压入和后牙弓扩大。

根据患者的情况，部分患者可能需要在前庭盾上先开 1 ~ 2 个呼吸孔，随着治疗进展逐步关闭呼吸孔。

●➤**链接**

临床如何检查口呼吸？

临床检查口呼吸首先应该明确鼻呼吸道是否通畅。简单的做法是嘱患者闭口，医生示指压迫患者一侧鼻翼，令患者吸气和呼气，相同方法检查对侧鼻呼吸道。另外也可以使用一块双面镜放在患者鼻孔下 1 ~ 2 分钟后，观察镜子的口面和鼻面的镜面是否有雾气，即可进行诊断。

5. 偏侧咀嚼习惯 常因一侧后牙龋坏疼痛或残根、残冠而偏侧咀嚼,长期偏侧咀嚼习惯可使下颌的功能侧发育过度、废用侧发育不足,功能侧咀嚼肌、翼内肌发达,废用侧肌张力不足。

应尽早治疗乳牙列的龋齿,拔除残冠、残根,去除干扰,修复缺失牙,并嘱患者注意训练用双侧咀嚼。对已形成错𬌗者,应根据错𬌗的情况,进行以恢复正常咬合运动轨迹及生理刺激的常规矫治。

二、反𬌗的早期矫治

早期乳牙反𬌗或个别恒前牙反𬌗多为牙性及肌性反𬌗,如果不进行治疗,其颌骨可因长期生长受障碍而形成Ⅲ类骨性反𬌗,表现为凹面的颜面畸形将越来越严重,治疗也越来越困难。因此,应尽早矫治以阻断畸形的发展。

1. 乳前牙反𬌗的矫治 乳前牙反𬌗是乳牙列期常见的错𬌗畸形,应尽早矫治,防止影响正常建𬌗及颌面生长发育。

(1)反覆𬌗浅者:可采用调磨法矫治。

(2)反覆𬌗中度者:可选用上颌附双曲舌簧的𬌗垫式活动矫治器推上前牙向唇侧,一般采用在下颌后退位制作解剖式𬌗垫,𬌗垫的高度以脱离前牙反𬌗的锁结关系,上、下前牙离开 1~2mm 为宜,注意双曲舌簧的弹簧平面应与上切牙长轴垂直,用轻微的矫治力即可引导上前牙向唇侧(图 7-8)。

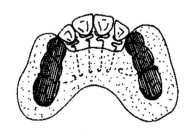

图 7-8 附双曲舌簧的𬌗垫式活动矫治器

(3)反覆𬌗深者:可设计下颌联冠式斜面导板或下颌𬌗垫式联冠斜面导板,斜面与上切牙长轴呈 45°角以引导上切牙向唇侧。适用于反覆𬌗较深患者的矫治,要求下颌能够退至对刃𬌗,否则不适合使用。

(4)反覆盖过大者:多由咬上唇、吐舌等不良习惯造成,在排除上述问题的前提下应该考虑骨性反𬌗。对于处于青春进发期间的患者,可根据畸形机制选择矫形治疗:如系下颌过长,可先戴头帽、额兜抑制下颌骨的生长;如系上颌发育不足,可用面具前牵上颌,待反覆盖减小后再视反𬌗的深度选择矫治器进行矫治。

2. 替牙期个别恒切牙反𬌗的矫治 多系乳牙迟脱,恒上切牙舌向错位与下切牙呈反𬌗关系,或下切牙唇向错位与上切牙呈反𬌗关系。

(1)上切牙舌向错位所致个别恒牙反𬌗:反覆𬌗浅或上恒切牙正萌长者可用咬撬法。反覆𬌗中度者可用上切牙斜面导冠或用上颌𬌗垫式活动矫治器。

(2)伴间隙的下切牙唇向错位所致恒切牙反𬌗:一般可将矫治器做在下颌,即下颌活动矫治器附后牙𬌗垫以脱离反𬌗切牙的锁结,如同时伴有上切牙舌移者,还可附加导斜面,然后用双曲唇弓内收移唇向错位的下切牙向舌侧,每次复诊通过磨减下切牙区基托舌面及唇弓加力,逐渐关闭间隙并纠正反𬌗。

(3)伴拥挤的个别恒前牙反𬌗:常见为上侧切牙舌向错位呈反𬌗并前牙拥挤,如果经模型计测分析为牙弓内间隙不足、前牙槽发育不足且前牙不显前突,可采用𬌗垫式舌簧活动矫治器或简单固定矫治器(如 2×4 技术),通过向唇侧扩大排齐牙弓解除个别前牙反𬌗。而对诊断尚难确定的伴拥挤的恒前牙反𬌗,一般宜观察等待至替牙完成后再进行治疗。

3. 后牙反𬌗的早期矫治

（1）单侧后牙反𬌗：多系𬌗干扰而使下颌偏斜向一侧，也可能是一侧乳磨牙龋坏而长期单侧咀嚼所致。

1）调𬌗：仔细调改尖牙及乳磨牙咬合的早接触点，使下颌尽早地回到正常的闭合道位置。

2）及时治疗后牙区龋齿，纠正单侧咀嚼习惯。

3）单侧𬌗垫式活动矫治器：在健侧做𬌗垫升高咬合，双曲舌簧推舌向错位的后牙向颊侧。特别是上颌第一恒磨牙舌侧萌出后的反𬌗应尽早矫治到位，以利于前牙的正常建𬌗。

（2）双侧后牙反𬌗的矫治：乳牙列期双侧后牙反𬌗比较少见，可因咬合干扰、舌习惯、乳后牙早失、前伸咀嚼、腭裂修复术后上牙弓狭窄所致。

1）调𬌗：去除𬌗干扰，使之不妨碍下颌功能运动，观察牙弓的调整。

2）扩弓：如果第一恒磨牙萌出后仍为反𬌗时应进行矫治。如系上牙弓狭窄，可以扩大上牙弓以改正后牙反𬌗。可选用以下矫治器，①活动式扩弓矫治器：附双侧上颌后牙平面𬌗垫，腭侧用分裂弹簧或扩大螺旋器以扩大上牙弓，改正后牙反𬌗。②固定式扩弓矫治器：可采用 W 形簧或四眼簧扩弓矫治器扩大上牙弓，纠正双侧后牙反𬌗。

在正畸治疗中，并不是所有的错𬌗畸形都可以通过早期阻断矫治得到治愈。阻断矫治对牙颌的矫治是有一定限度的，大多数都需到替牙后再进行后期常规正畸治疗。此外，对一些具有严重遗传倾向的严重错𬌗，如复杂拥挤、重度骨性反𬌗、开𬌗、深覆𬌗、深覆盖等诊断一时难以确定的畸形，可观察至替牙结束后再开始治疗。而对一些有明显颌骨发育异常的患儿，可采用颌骨生长控制的方法进行早期功能矫形治疗。

三、早期生长控制和颌骨矫形治疗

根据作用力的类型，早期生长控制和颌骨矫形治疗可以分为两类：①由肌能力（如肌力和咬合力）作为力源的功能矫形治疗；②以口外力（如头、颈、额为支抗的牵引力）作为力源的口外力矫形治疗。

（一）骨性（或功能性）Ⅱ类错𬌗的早期矫形治疗

1. 下颌后缩　多使用功能矫形治疗方法，功能性矫治器的主要作用是前导下颌，刺激髁突的生长，调整颌骨位置，这是一种十分有效的治疗手段。

一般常用的功能性矫治器有肌激动器、功能调节器、双𬌗垫矫治器和 Herbst 咬合前导矫治器等，矫治器的戴入时机，以骨龄显示在青春生长发育高峰期为佳。通常戴用 6～12 个月后，下颌前移达到较好的前移位，可明显改善矢状向关系不调及侧貌美观。

2. 上颌前突　上颌前突的诊断主要应与下颌后缩相鉴别，尽管都表现为前牙深覆盖、深覆𬌗，但前者主要系上颌前移而后者则是下颌骨发育不足或位置后退所致。主要应通过侧貌分析、X 线头影测量分析确诊，否则将导致错误治疗而加重畸形。上颌前突多采用口外力矫形治疗，早期矫治的目的是抑制上颌的矢状向及垂直向发育，协调上下牙弓的关系。

（1）破除不良习惯：对由于有吮下唇、吮颊或不良吞咽习惯引起的上牙弓狭窄、上牙-牙槽弓前突者，可用矫治器破除不良习惯，恢复牙弓的形态，矫治过度前突的上前牙。

（2）抑制上颌发育过度：早期可选用头帽-口外弓矫治器，口内设计为有磨牙颊管的唇弓式活动矫治器并附扩弓簧。口外装置的作用是以头枕为支抗向后牵引抑制上颌生长，牵引力一般为单侧 400～500g，并注意力的牵引方向。口内磨牙区颊管供内弓插入以将口外力传递至上颌,口内唇弓的作用系固位并结合扩弓簧的加力内收前突的上切牙,改善协调上牙弓形态。

(3)上颌前突合并下颌后缩:可选用附口外弓牵引的头帽式肌激动器,通过口外力抑制上颌、上牙槽突、上磨牙,而口内矫治器前导下颌。在口内肌激活器上还可附扩弓簧,以矫治狭窄的上牙弓使与下牙弓协调。

（二）骨性（或功能性）Ⅲ类错𬌗的矫形治疗

1. 下颌前突

(1)功能性下颌前突:主要采用功能性矫治器矫治,常用的有:斜面导板、改良肌激动器、功能调节器Ⅲ型(FR-Ⅲ)等。功能性矫治器戴用的最佳治疗时机,应是患儿合作且牙列变化最大的替牙中、后期。由于此类错𬌗发现时,常已伴有不同程度的牙错位及颌骨异常,因此,大多在反𬌗解除后,还需观察至恒牙列初期,再进行二期治疗以做进一步的咬合调整。

(2)骨性下颌前突:多采用口外力矫形治疗。头帽、颏兜沿颏联合至髁突连线的生长方向牵引下颌向后,抑制下颌骨的生长,牵引力不宜过大(小于400g),以免造成下颌角切迹过深,影响面型美观。

2. 上颌后缩

(1)上颌骨发育不足:可选用面具式前牵矫治器,口内矫治器设计为:①后牙平面𬌗垫式活动矫治器,用卡环或邻间钩固位,基托包绕上颌结节,尖牙远中放置牵引钩;②采用橡皮圈以一侧300~500g的重力开始做前方牵引,牵引方向为向前、向下与𬌗平面成向下约30°角。

(2)上颌牙槽突发育不足:可设计活动矫治器,后牙平面𬌗垫,用卡环或邻间钩固位,用前牙区双曲舌簧或螺旋扩大器推切牙向唇侧,通过切牙唇移刺激牙槽突的发育。双曲舌簧应尽量靠近牙颈部,并与被推切牙的长轴垂直,每2周加力一次,每次打开舌簧1mm或旋转螺旋扩大器180°。唇腭裂患儿如腭部平坦或因替牙期活动矫治器固位困难者,可用固定舌弓上焊弓簧加力刺激。

（三）骨性开𬌗的矫形治疗

可使用口外力支抗矫治器,除口内用𬌗垫压低过度萌出的后牙-牙槽外,同时采用颏兜进行口外垂直向上重力牵引,此种大而间歇的矫形力可以改变下颌骨的生长方向,从而达到矫治开𬌗降低面下部高度的目的。

对于具有强遗传倾向的骨性开𬌗在未能确诊前,通常也可早期尝试采用矫形力抑制下颌生长的方法,或观察至恒牙列初期待诊断明确后确定是否采用常规正畸治疗。但目前很多学者倡导对严重骨性开𬌗应观察至成年后行手术矫治,以彻底改善面型美观和功能。

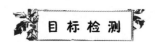

目 标 检 测

A₁型题

1. 乳牙或恒牙早失一般应

   A. 不用处理   B. 采用缺隙保持器

   C. 采用 Hawley 保持器   D. 采用 Crozat 矫治器

   E. 采用活动桥修复

2. 下列选项不是缺隙保持器的适应证的是

   A. 乳牙早失、恒牙胚牙根形成不足 1/2

   B. 恒牙胚牙冠上覆盖有较厚的骨组织

   C. 间隙缩小或有缩小趋势者

   D. 一侧或双侧多数乳磨牙早失,影响患儿咀嚼

功能者

E. 恒牙胚牙根已形成 1/2 以上者,牙冠上无骨组织覆盖者

3. 反𬌗患者应尽早矫治,治疗不及时可形成Ⅲ类骨性反𬌗其矫治年龄应在

A. 3～5 岁　　　　　B. 6～7 岁

C. 8～9 岁　　　　　D. 11～13 岁

E. 18 岁以后

4. 乳前牙反𬌗反覆𬌗深者应采用的矫治方法是

A. 调磨法

B. 上颌附双曲舌簧𬌗垫式活动矫治器

C. 下颌联冠式斜面导板

D. 头帽颏兜牵引矫治器

E. 单侧𬌗垫式活动矫治器

5. 改变颌骨生长的最佳治疗时间

A. 乳牙期　　　　　B. 替牙期

C. 恒牙期　　　　　D. 成人期

E. 青春生长迸发期前 1～2 年

A₂ 型题

李某,女,8 岁,替牙𬌗磨牙近中尖对尖关系,下颌双侧第二乳磨牙龋坏。

6. 其治疗应首先考虑

A. 患者将替换恒牙双尖牙,故可考虑拔除龋坏的第二磨牙

B. 不做任何处理

C. 积极做龋病处理

D. 观察半年复诊

E. 积极做龋病处理并做冠修复

7. 如果下颌双侧第二乳磨牙必须拔除时可考虑

A. 及时做间隙保持器,有效保持牙弓长度

B. 不必做间隙保持器

C. 观察半年

D. 因为磨牙成远中尖对尖关系,可暂时不做保持器

E. 及时做矫治处理

8. 如下颌双侧第二乳磨牙拔除后,其缺隙保持器可以选择

A. 固定舌弓保持器

B. 活动义齿式保持器

C. 丝圈式保持器

D. 带𬌗支托的活动义齿式保持器

E. 固定桥保持器

患者,男,4 岁,乳牙𬌗,第二乳磨牙近中错𬌗,上下乳切牙反𬌗,反覆盖 3mm,反覆𬌗 4mm,第一乳磨牙重度龋坏。

9. 该患者诊断为

A. 安氏Ⅰ类　　　　B. 安氏Ⅱ类

C. 安氏Ⅲ类　　　　D. 毛氏Ⅰ¹类

E. 毛氏Ⅱ¹类

10. 该患者首先应该进行的处理是

A. 纠正反𬌗　　　　B. 手术治疗

C. 治疗龋齿　　　　D. Ⅲ类颌间牵引

E. 制作缺隙保持器

11. 如果龋齿必须拔除后,其缺隙保持器不宜选择

A. 舌弓保持器　　　B. 活动保持器

C. 丝圈式保持器　　D. 固定桥保持器

E. 托牙保持器

12. 该患者最好采用的矫治方法是

A. 方丝弓矫治器

B. 直丝弓矫治器

C. Begg 矫治器

D. 上颌𬌗垫式活动矫治器+前方牵引

E. 缺隙保持器,定期观察

A₃ 型题

(13～15 共用题干)

患者,男,9 岁,因地包天到正畸科就诊,否认不良习惯及家族史。检查:替牙𬌗上下颌第一恒磨牙近中关系,下颌可退至切对切,乳尖牙𬌗干扰。

13. 该患者采取的最好矫治方法是

A. 上颌𬌗垫式矫治器+调磨乳切牙

B. 下颌联冠斜面导板

C. 面具式前牵引器

D. 头帽+颏兜

E. 上颌𬌗垫式矫治器

14. 如需戴矫治器,该患者每天戴用时间为

A. 8 小时　　　　　B. 10 小时

C. 12 小时　　　　　D. 16 小时

E. 24 小时

15. 该患者戴用矫治器的加力部分是

A. 牵引橡皮圈　　　B. 双曲舌簧

C. 弹力线　　　　　D. 斜面导板

E. 以上都不是

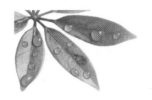

第 **8** 章
常见错殆畸形的矫治

1. 常见错殆畸形的病因。
2. 错殆畸形的临床表现及分类。
3. 常见错殆畸形矫治原则及矫治方法。

错殆畸形可以不同程度的造成口颌系统形态和功能异常,给患者造成局部或全身健康的影响。严重的错殆畸形直接影响面部美观,使患者产生极大的心理负担,影响工作和生活。本章主要对常见的牙列拥挤、反殆、前牙深覆盖、开殆、深覆殆等错殆畸形,从病因、临床表现、矫治原则及矫治方法等方面进行阐述。重点突出各种错殆畸形矫治原则和方法,以求读者学以致用,解除患者的身心之苦。

⟫链接

你了解口腔病患者的心态吗?

希波克拉底说过,"了解患者是什么人比了解患者所患的病更重要。"口腔疾病患者由于年龄、性别、民族、地区、职业及所处的社会阶层不同,对美的认识与要求、审美观与心态也不相同,常存在着一定的差异。在临床上患者对治疗的要求可分为:一般、较高、过高;对治疗的态度可分为:主动、合作、不合作。这些差异与患者疾病的程度无关,和患者的素质和心态呈正比关系。

第 1 节　牙 列 拥 挤

一、概　述

牙列拥挤是错殆畸形中最为常见的一种类型,占错殆畸形的 60% ～70% 。牙列拥挤分为单纯拥挤和复杂拥挤。单纯拥挤是因牙齿间隙不足而导致排列紊乱,仅表现为牙弓形态与咬合关系的异常,一般不影响口腔颌面部的功能和形态,磨牙关系多为中性,因此单纯拥挤可视为牙性错殆;复杂拥挤除造成牙齿拥挤、咬合异常外,还存在颌骨、牙弓间关系不调,有时还伴有口颌系统功能异常,并影响到患者的面部形态。

二、病　因

(一) 进化因素

在人类在演化过程中,咀嚼器官呈现出退化减弱的趋势。其中以肌肉最快,骨骼次之,牙齿最慢。这种不平衡的退化程序,构成了人类牙齿拥挤的种族演化背景。

(二) 遗传因素

牙列拥挤具有明显的遗传特征,如牙齿的数目、大小、形态受遗传较强的控制,颌骨的大小、位置、形态在一定程度上也受遗传的影响,并可在亲代和子代之间有相同的表现。过大牙、多生牙及一些因颌骨发育不足造成的牙列拥挤与遗传因素有明显的关系,这种遗传特征是客观存在的,但机制还不十分清楚。

（三）环境因素

1. 乳恒牙的替换障碍 是牙列拥挤的常见病因,如乳牙早失,特别是第二乳磨牙早失造成第一恒磨牙前移,将导致牙弓弧形长度的减少,恒牙萌出时因间隙不足而发生拥挤。另外乳牙滞留,造成后继恒牙萌出错位而呈现拥挤。

2. 颌骨发育不足 长期食用精细柔软的食物,使咀嚼功能得不到应有的发挥,导致牙槽骨发育不足,骨量相对小,牙量相对大,牙量与骨量不协调,牙齿不能整齐地排列在牙槽骨内,而出现拥挤错位。

3. 牙齿的近远中径宽度过大 牙量大于骨量时,造成牙齿排列拥挤错位。多生牙的存在也会占据一定的牙弓间隙,造成牙齿拥挤错位。

4. 不良的口腔习惯 一些口腔不良习惯可以造成牙列拥挤,如儿童吮指、口呼吸可造成牙弓狭窄或影响颌骨发育而导致牙齿排列拥挤;另外长期咬下唇可造成下前牙舌倾,合并拥挤。

三、临床表现

（一）牙齿拥挤与错位

牙齿可出现不同方向的重叠排列及错位。牙弓形状不规则,上前牙唇向错位时可导致覆盖过大;舌向错位时可呈反殆关系;高位或低位时可导致覆殆过深或无咬合接触;后牙拥挤错位可造成对刃殆、反殆、锁殆等。

（二）牙体、牙周组织的变化

牙列拥挤时,牙齿的自洁作用较差,容易诱发龋病、牙髓炎、根尖周炎;还可以引起牙龈红肿、出血,严重时可伴有咬合创伤、牙槽骨吸收、牙齿松动脱落等。

（三）面型的改变

单纯牙列拥挤对患者的面型无明显的影响,但牙列拥挤如伴有其他类型的错殆(如反殆、开殆、深覆殆、深覆盖等)时,面型可有不同程度的改变。

⊙**链接**

什么是"虎牙"？能拔掉吗？

"虎牙"是指突出在牙弓之外的尖牙,像老虎牙一样撑起口唇。尖牙唇侧错位较为多见,尤其是上颌尖牙,对美观的影响较大。"虎牙"决不能随便拔掉,因为尖牙的牙根粗壮,长且牢固,牙尖锐而有利,具有撕碎食物的功能,在咀嚼中起着重要的作用,并且尖牙位于口角两侧,可支撑着口唇保持面容的丰满,所以不能随便拔掉它。

四、诊断分类

（一）牙列拥挤的分度

牙列拥挤按照其拥挤的严重程度可分为:轻度拥挤、中度拥挤和重度拥挤三类(详见第4章"错殆畸形的检查诊断")。

（二）牙弓拥挤度的测量

牙弓拥挤程度的确定依赖于模型测量来确定（详见第 4 章"错殆畸形的检查诊断"）。

（三）后段牙弓拥挤的测量

后段牙弓常因间隙不足，发生第三磨牙，甚至第二磨牙阻生、萌出错位，因此要重视后段牙弓间隙的测量分析。后段牙弓间隙的分析在 X 线头颅侧位片上进行。沿殆平面测量下颌第一恒磨牙远中至下颌升支前缘间的距离，为后段牙弓可利用间隙；后段牙弓的必需间隙为下颌第二、三磨牙牙冠近远中径宽度之和；两者之差为后段牙弓的拥挤度。应当注意的是，后段牙弓的可利用间隙随年龄的增大而增加，女性 14 岁前、男性 16 岁前，每年每侧平均增大 1.5mm。

五、牙列拥挤的矫治原则和方法

牙列拥挤的病理机制是牙量与骨量的不调，在大多数情况下，表现为牙量相对较大而骨量相对较小。因此牙列拥挤的治疗原则是减小牙量或增加骨量，使牙量与骨量趋向协调。减少牙量的途径主要有三种：即减小牙齿的近远中径（邻面去釉）、减少牙齿数量（拔牙）、减少牙齿非正常占位（扭转牙的纠正）。增加骨量的途径主要有三种：即扩展牙弓的宽度（如腭中缝扩展）与长度、刺激颌骨及齿槽骨生长（外力或功能性刺激，如上颌前牵引、唇挡）、外科手术刺激齿槽骨生长（如骨膜牵张成骨术）。

（一）替牙期牙列拥挤的矫治方法

替牙期牙列拥挤以预防性矫治和阻断性矫治为主。治疗的重点是对乳-恒牙替换过程进行监控，促进牙列与牙齿的正常发育（详见第 7 章"错殆畸形的早期矫治"）。

（二）恒牙期牙列拥挤的矫治方法

恒牙期牙列拥挤的治疗原则是以增大骨量、减少牙量来达到牙量与骨量的协调，从而为解除拥挤创造条件。拥挤牙必须在获得足够间隙的基础上，才能开始受力矫治，这是取得矫治成功的重要条件。

1. 轻度牙列拥挤的矫治　轻度牙列拥挤的矫治原则为扩大牙弓，增加骨量。若伴有颌骨或牙弓前突，则需要考虑减数治疗。扩大牙弓的方法包括扩展牙弓长度与扩展牙弓宽度。扩展牙弓长度的方法有推磨牙向远中、唇向移动切牙等；扩展牙弓宽度的方法有快慢速腭中缝扩展、齿槽正畸扩展及齿槽功能性扩展。

（1）扩展牙弓长度（expansion of arch length）：

1）推磨牙向远中（molar distalization）：向远中移动上颌第一恒磨牙，一般每侧可获得 3~6mm 间隙；使下颌磨牙直立，每侧可获得 1mm 间隙。

适应证：因上颌第一恒磨牙前移导致的轻度牙列拥挤；磨牙呈远中关系；第二恒磨牙未萌出或初萌尚未建殆；最好无第三磨牙。

矫治装置如下：

口外弓（facebow）：口外弓的内弓前部应离开切牙 2~3mm，在内弓的末端置入开大型螺簧，可在牵引力状态下弹性向后推动磨牙（图 8-1）。外弓部分在切牙区与内弓平行重叠焊接，自侧切牙远中弯向口外，两末端弯曲呈钩状。使用口外弓推磨牙向远中时，所用的牵引力每侧为 300~500g，每天至少应戴 12~14 小时，并根据患者的颌面部垂直发育情况调整牵引方向。高角型病例采用高位（枕）牵引；低角型病例采用低位颈牵引；下颌平面角适中的病例采用水平牵引。

活动矫治器:临床上常用的矫治器是塑料颈枕矫治器(acrylic cervical occipital appliance)(图 8-2)。其推磨牙向后的支抗来自于腭基托和前牙,为了增强支抗,防止前牙唇倾,前牙区的唇弓由不锈钢丝和塑料构成,并与前牙紧密接触,起到类似唇挡的作用;在唇弓的侧切牙位弯制牵引圈,必要时可使用水平方向的口外唇弓。

腭侧固定矫治器:推磨牙向远中的口内固定矫治器中,以"摆"式矫治器最有代表性,其后移磨牙的弹簧曲由 β 钛丝构成,并用腭基托增加支抗,不需要使用口外唇弓(图 8-3)。

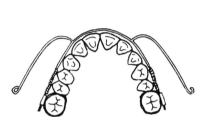

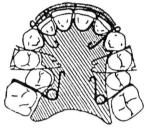

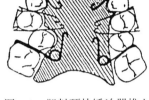

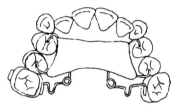

图 8-1　口外弓推上颌磨牙　　　图 8-2　塑料颈枕矫治器推上　　　图 8-3　"摆"式矫治器推上
　　　　　向远中　　　　　　　　　　　颌磨牙向远中　　　　　　　　颌磨牙向远中

使用微种植体支抗(彩图 19)。

推下颌磨牙装置:远中移动或直立下颌磨牙。如固定矫治器的磨牙后倾曲、下颌舌弓、下唇唇挡等。

2)唇向移动切牙:切牙切端唇向移动 1mm 可获得 2mm 间隙。然而唇向移动切牙将使得切牙前倾,牙弓突度增加,同时覆殆变浅,故临床上仅适用于切牙舌倾、深覆殆的病例,如安氏 II² 类患者。

(2)扩展牙弓宽度(expansion of arch width):

1)矫形扩展(orthopaedic expansion):

适应证:替牙晚期和恒牙早期的患者(8～14 岁)均有效果,在此范围内年龄越小效果越好。严重拥挤或严重宽度不调、后牙反殆病例,以及上颌发育不足需前方牵引的安氏 III 类错殆病例,可合并使用腭中缝扩展。

腭中缝扩展分为快速和慢速腭扩大器两类:①快速腭中缝扩展,采用螺旋扩弓矫治器,如 Hyarx 腭中缝扩展装置(图 8-4),每天将螺旋打开 0.5mm(每天旋转 2 次,每次 1/4 圈),连续 2～3 周。其矫治力的积累量可达 2000～3000g,使腭中缝迅速打开,然后用原矫治器保持 3 个月,使新骨在扩开的中缝中沉积。②慢速腭中缝扩展,每 8 天将螺旋打开 1mm(每 2 天 1 次,每次旋转 1/4 圈),可产生 1000～2000g 力,2～3 个月内可逐渐使腭缝打开。去除扩大器时,需要用活动矫治器保持一年以上,或立即采用固定矫治器继续治疗并维持扩展效果。矫形扩展可以使磨牙区增大 10mm 左右。

2)正畸扩展(orthodontic expansion):是指当腭中缝骨改建效应缺乏的状况下,矫治器产生的力,主要使后牙向颊侧倾斜移动而导致牙弓宽度扩大。常用于恒牙期青少年或成人,每侧可获得 1～2mm 间隙。上颌牙弓正畸扩展的装置有螺旋、分裂基托活动矫治器、菱形簧分裂基托活动矫治器(图 8-5)及四角圈簧固定扩弓矫治器(图 8-6)等。下颌牙弓正畸扩展的装置多采用唇挡及金属支架可摘式矫治器。

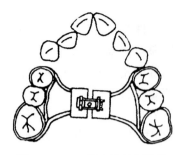

图 8-4　Hyarx 腭中缝扩展装置

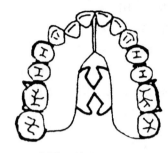

图 8-5　上颌菱形簧分裂基托活动矫治器

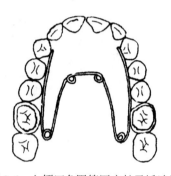

图 8-6　上颌四角圈簧固定扩弓矫治器

3）功能性扩展（functional expansion）：唇颊肌及舌体组织对牙槽弓的生长发育及形态生成起到了重要的调节与平衡作用。利用功能性矫治器（FR）、颊屏和唇挡可以去除颊肌、唇肌对牙弓的压力，在舌体的作用下可使牙弓的宽度增加4mm。此种治疗往往需要从替牙早期开始并持续到青春快速期。

2. 中度牙列拥挤的矫治　中度牙列拥挤是处于拔牙或不拔牙矫治的边缘病例，应结合患者颌面硬软组织形态，选择合适的方法。能不拔牙时尽可能不拔牙，在严格掌握适应证和规范操作的前提下，还可以采用邻面去釉的方法。此方法是针对第一恒磨牙之前的所有牙齿，邻面去除釉质厚度仅为0.25mm，在两个第一恒磨牙之间邻面去釉可以获得5~6mm的牙弓间隙。

邻面去釉适应证：①轻、中度牙列拥挤（4~6mm），特别是低角病例；②牙齿较大，上下牙弓内牙齿大小比例失调；③口腔组织健康；④最好是成年患者。

邻面去釉的程序和操作要求：①利用固定矫治器排齐牙齿，使牙齿之间接触点关系正确。②根据拥挤（或前突）的程度确定去釉的牙数，去釉的顺序从后向前。③用分牙胶圈或开大型螺旋弹簧，使牙齿的接触点分开，便于去釉操作。④使用弯机头，用细钻去除邻面0.2~0.3mm的釉质，并做外形修整；操作时在龈乳头上方颊舌向置直径0.51mm（0.020英寸）的钢丝，保护牙龈、颊和舌组织；去釉面涂氟。⑤在弓丝上移动螺旋弹簧，将近中端的牙齿向远中移动，关闭去釉获得的间隙；复诊时远中移动牙齿的近中接触点被分开，再重复邻面去釉操作（图8-7）。⑥随着去釉的重复进行，牙齿逐个后移，并与支抗牙结扎为一体。当获得足够的间隙后则可排齐拥挤的牙。⑦整个治疗时间为6~12个月。

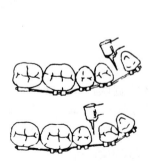

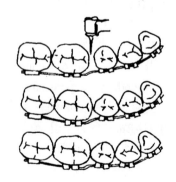

图 8-7　重复邻面去釉操作

3. 重度牙列拥挤的矫治　矫治原则主要以减少牙量为主。一般采用拔牙的方法结合可摘或固定矫治器进行治疗。

（1）决定正畸拔牙的因素:拔牙矫治应对牙𬌗模型和 X 线头颅定位片进行全面的测量分析,在决定拔牙方案时要考虑以下因素。

1）牙齿拥挤度（severity of crowding）:解除 1mm 的拥挤需要 1mm 的牙弓间隙。拥挤度越大,拔牙的可能性越大。

2）牙弓突度（protrusion of nateriors）:使前突的切牙向舌侧移动 1mm,需要 2mm 的牙弓间隙。切牙越前突,拔牙的可能性越大。

3）Spee 曲线曲度（curve of Spee）:每整平 1mm Spee 曲线,需要 1mm 的牙弓间隙。

4）支抗磨牙的前移程度（mesial drift of anchorage molar）:在关闭拔牙间隙时,由于反作用力的作用,支抗磨牙的前移是很难避免的。根据采用支抗强度的不同,对支抗磨牙前移的量应严格控制。磨牙前移占据的拔牙间隙,在强支抗时不超过 1/4,中度支抗时为 1/3,弱支抗时至少为 1/2。

5）颌骨的垂直生长型:面部垂直方向的发育,通常依据下颌平面的陡度分为三种:垂直发育正常,称为"均角"病例;垂直发育过度,称为"高角"病例;垂直发育不足,称为"低角"病例（图 8-8）。高角型病例拔牙矫治利多弊少,拔牙标准可以适当放宽,低角型病例拔牙要慎重把握。

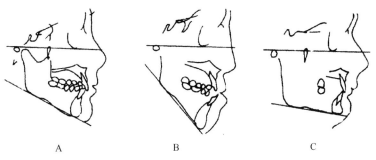

图 8-8　颌骨垂直生长型
A. 均角型;B. 高角型;C. 低角型

⊙链接

"高角型"病例矫治中防止磨牙升高有 5 招

临床上常通过以下五种方法控制"高角型"病例矫治过程中磨牙升高问题。①制作腭（舌）弓减少磨牙萌出与伸长;②增加拔牙数目,让后牙前移,以降低垂直向的高度;③高位口外牵引防止后牙萌出;④减少颌间牵引戴用时间,可改为颌内牵引;⑤不良习惯的破除,如用舌刺破除舌习惯。

6）颌骨矢状骨面型:矢状骨面型,主要是通过 SNA 角、SNB 角、ANB 角来判断上、下颌骨及其位置关系的,并分为Ⅰ类骨性关系、Ⅱ类骨性关系、Ⅲ类骨性关系三类（图 8-9）。Ⅰ类骨性关系通常采用上颌对称性拔牙;Ⅱ类骨性关系应根据上前牙前突程度、上下牙拥挤度、磨牙关系调整等情况,决定上下颌对称或不对称拔牙,或上颌单颌拔牙;Ⅲ类骨性关系时,上颌相对发育不足,下颌相反过大,这时下颌可考虑拔牙,但上颌拔牙要特别慎重。

7）面部软组织侧貌:在决定拔牙时,应重视软组织侧貌、特别是鼻-唇-颏关系的分析与评价。

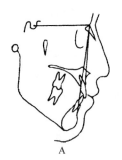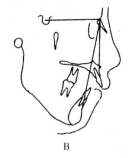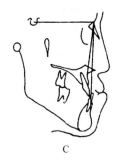

图 8-9　颌骨矢状骨面型

A. Ⅰ类骨性关系;B. Ⅱ类骨性关系;C. Ⅲ类骨性关系

8)生长发育:通过对生长发育评估,确定患者当前所处的发育阶段,选择适宜的治疗手段。单纯拥挤的治疗可以在青春快速生长期中进行;伴有颌间关系不调的复杂拥挤,若考虑对颌骨进行控制,应在快速生长期前 1~2 年进行治疗。

(2)拔牙治疗的基本原则:

1)拔牙保守原则:是否拔牙要经过模型和 X 线投影测量分析。可拔可不拔时尽量不拔牙,也可经过 3~6 个月保守治疗后再决定。

2)病牙优先原则:拔牙前应对口腔进行常规检查,并在全颌曲面断层 X 线片上对牙周膜、齿槽进行评估,观察是否有埋伏多生牙、先天缺失牙、短根及弯根牙、严重龋坏牙等存在,尽可能拔除病牙。

3)左右对称原则:拔牙时应注意中线与对称拔牙的问题,上颌中线对称与否是影响美观的重要因素。单侧拔牙往往会使上颌中线偏向一侧。因此上颌单侧拔牙应格外慎重。下颌四个切牙大小相近,拔除一个切牙时,一般不影响牙弓的对称性,对美观的影响也不明显。

4)上下协调的原则:大多数情况下,一个牙弓拔牙后,另一个牙弓也需要拔牙,使上下牙弓的牙量保持一致,以得到良好的咬合关系。

(3)临床常见的拔牙模式:

1)拔除四个第一前磨牙:为临床最常见的拔牙模式,该模式可以为前牙拥挤、牙弓前突提供最大限度的可利用间隙。主要用于安氏Ⅰ类拥挤、双牙弓前突病例,也可以用于下前牙拥挤或前突的安氏Ⅱ[1]类、上前牙拥挤的安氏Ⅲ类错𬌗的病例。

2)拔除四个第二前磨牙:适用于牙列拥挤或牙弓前突较轻的安氏Ⅰ类边缘病例,特别是下颌平面角较大、前牙开𬌗或有开𬌗倾向时,或者第二前磨牙完全舌向或颊向错位时为简化疗程,或者因牙齿发育异常,如畸形中央尖等情况。

3)拔除上颌两个第一前磨牙:适用于上颌前牙前突及拥挤明显的安氏Ⅱ[1]类患者,下前牙排列位置基本正常,下颌平面角较大,年龄较大、下颌生长发育潜力较小。

4)拔除上颌两个第一前磨牙、下颌两个第二前磨牙:适用于磨牙明显远中关系安氏Ⅱ[1]类的患者。上颌前牙前突拥挤明显,下颌切牙轻度拥挤或唇倾的患者,拔除下颌第二磨牙可解除下前牙轻度拥挤,并可将磨牙关系调整为Ⅰ类。

5)拔除上颌两个第二前磨牙、下颌两个第一前磨牙:适用于上前牙拥挤不甚严重、下颌平面角较大的安氏Ⅲ类错𬌗。

6)拔除下切牙:适用于单纯下前牙拥挤,拔除一颗在牙弓之外的下切牙可以简化疗程,得到快速稳定的效果;也适用于前牙 Bolton 指数不协调,如上颌侧切牙过小;安氏Ⅲ错𬌗有时拔除一颗下切牙,能够建立前牙覆盖关系并保持稳定。

(4)拔牙治疗的矫治方法:拔牙治疗宜采用固定矫治器。用固定矫治器可以通过支抗的控制,关闭拔牙间隙,调整前后牙的移动比例,最终建立正常的磨牙关系和前牙覆𬌗覆盖关系。

第2节 反 𬌗

反𬌗是最常见的错𬌗畸形之一。根据反𬌗发生的阶段可分为乳牙列反𬌗、混合牙列反𬌗、恒牙列反𬌗;根据反𬌗牙的多少可分为个别牙反𬌗、多数前牙反𬌗、部分后牙反𬌗、全牙列反𬌗;根据发病机制可分为牙性反𬌗、功能性反𬌗和骨性反𬌗。不同类型的反𬌗其临床表现、病因及矫正方法有所不同。本章节主要讨论多数前牙反𬌗及后牙反𬌗。

➡链接

"地包天"是怎么一回事

"地包天"是下前牙包在上前牙的外面,即为前牙反𬌗。正常的上下前牙咬合关系是上牙弓较大,下牙弓较小,上前牙覆盖下前牙的一部分。如果下前牙覆盖在上前牙的前面,就形成人们常说的"地包天"。"地包天"不仅影响美观,而且妨碍咀嚼和面部的生长发育,造成颜面部严重畸形,所以应当重视对"地包天"的早期防治。

一、多数前牙反𬌗

多数前牙反𬌗是指三个以上的上颌前牙与对𬌗牙呈反𬌗关系。乳牙期、替牙期和恒牙期的患病率分别为 8.10% 、4.90% 和 4.90% 。多数前牙反𬌗时磨牙为近中关系,确定为安氏Ⅲ类错𬌗。

(一)病因

1. 遗传因素 安氏Ⅲ类错𬌗有明显的家族倾向。根据有关资料显示,近50%的前牙反𬌗患者,一至三代的血缘亲属中有类似的错𬌗存在,同时也会受到环境因素的影响。因此,临床上不能通过简单的咨询家族史,来区别患者前牙反𬌗的类型并估计预后。

2. 先天性疾病 先天性唇腭裂是前牙反𬌗的重要病因之一。反𬌗的发生率、出现部位及严重程度与唇腭裂的类型有关。一般情况下,骨缺损越多,反𬌗的发生率越高,畸形的程度越严重。临床上最多见的是因上颌骨发育不足造成的前牙反𬌗或全牙弓反𬌗。其他一些先天性疾病,也可以是前牙反𬌗的病因,如先天性梅毒可以引起上颌骨发育不足、先天性巨舌症可以造成下颌骨发育过大、上颌恒牙先天缺失也常伴有前牙反𬌗。

3. 后天原因

(1)全身性疾病:垂体功能亢进产生过量的生长激素导致肢端肥大症,表现为肢端肥大、下颌前突、前牙或全牙列反𬌗。维生素 D 缺乏影响机体的钙磷代谢而使骨代谢紊乱,导致下颌发育畸形表现出前牙反𬌗。

(2)呼吸道疾病:慢性扁桃体炎、腺样体增生、肿大,为了保持呼吸道通畅和减少压迫刺激,舌体向前伸带动下颌向前,形成前牙反𬌗、下颌前突。

(3)乳牙及替牙期局部障碍:乳磨牙的邻面龋,乳牙的早失和滞留,乳尖牙的磨耗不足,口腔不良习惯等,不同程度的导致了牙齿位置异常,咬𬌗关系紊乱,下颌前伸等,造成前牙反𬌗、下颌前突。

（二）临床表现

1. 牙𬌗关系异常　前牙反𬌗涉及一侧后牙时,可表现为下颌偏斜。上前牙常伴有不同程度的拥挤,下牙弓一般较上牙弓发育大,特别是在矢状方向上。磨牙关系大多数为近中关系。

2. 颌骨发育与颅面关系异常

（1）下颌生长过度,特别是下颌体长度增加,下颌形态发育异常,表现为下颌角开大,下颌整体位置前移。

（2）上颌向前发育不足,造成上颌位置后缩,长度减小,面中1/3凹陷。

（3）上下颌关系异常,呈现Ⅲ类骨面型。

（4）后颅底相对前颅底向前向下倾斜,颅底的位置异常促进了下颌前突。

（5）上中切牙唇向倾斜,下前牙舌向倾斜,以代偿前牙反𬌗关系。

3. 面部软组织改变　前牙反𬌗时,面部软组织厚度发育基本正常,但可见到唇部、颏部软组织厚度改变以代偿相应部位的骨骼畸形。因代偿有限,侧面软组织仍呈明显的Ⅲ类面型。

4. 口颌系统功能异常　前牙反𬌗时可导致咀嚼节律的紊乱。咀嚼功能的减低,严重时可导致颞颌关节功能紊乱。

（三）诊断分类

1. 根据牙𬌗关系分类　Angle 分类法中将磨牙关系中性的前牙反𬌗列为Ⅰ类错𬌗,将磨牙关系近中的前反𬌗列为Ⅲ类错𬌗(图 8-10)。

2. 根据骨骼型分类　根据骨骼型,前牙反𬌗可分两种类型(图 8-11)。

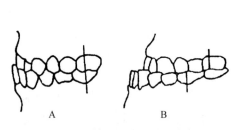
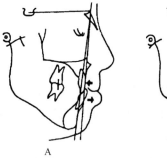
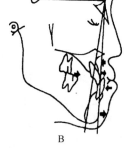

图 8-10　前牙反𬌗的牙型分类
A. 安氏Ⅰ类错𬌗;B. 安氏Ⅲ类错𬌗

图 8-11　前牙反𬌗的骨型分类
A. 骨骼Ⅰ型;B. 骨骼Ⅲ型

（1）骨骼Ⅰ型:ANB 角≥0°,颌骨颜面基本正常。

（2）骨骼Ⅲ型:ANB 角<0°,Ⅲ类骨面型显著、下颌前突且不能后退。

3. 根据发病机制分类

（1）牙源性反𬌗:由于替牙期局部障碍,上下切齿位置异常,形成单纯前牙反𬌗。此类前牙反𬌗,磨牙关系多为中性,为安氏Ⅰ类错𬌗。

（2）功能性反𬌗:由于后天因素导致的咬合干扰或早接触,是诱发功能性前牙反𬌗的原因。常见于乳牙列期或替牙列期。功能性前牙反𬌗磨牙关系多呈轻度近中,一般反覆盖较小,反覆𬌗较深,下颌骨大小、形态基本正常,但位置前移,显示出轻度的下颌骨前突和Ⅲ

类骨面形。下颌可以后退至上下前牙对刃关系。

（3）骨性反殆：由于颌骨生长不均衡造成的颌间关系异常。下颌发育过度，上颌发育不足，或两者兼有。近中磨牙关系，前牙反殆，下颌前突且不能后退，ANB 角小于 0°，Ⅲ类骨面形显著。

严重的骨性前牙反殆，下切牙代偿性舌倾，颏部前突明显，面中部矢状向发育不足，面部呈月牙形，同时伴有前牙开殆或开殆倾向。ANB 角<-4°、SND 角>83°。此类前牙反殆，用正畸方法治疗难以奏效，应考虑正畸-外科联合治疗。

骨性反殆又称为真性Ⅲ类错殆或真性下颌前突。骨性反殆根据面部垂直关系又可分为三型（图 8-12）。

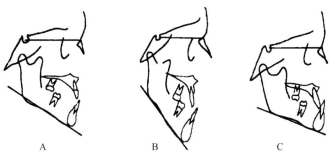

图 8-12　骨性前牙反殆垂直向类型
A. 均角型；B. 高角型；C. 低角型

1）均角型：此类患者较少见，表现为下颌平面角适中，前牙反覆殆及反覆盖适中。

2）高角型：此类患者常见，表现为下颌平面陡、下颌角大、前牙反覆盖较小，常伴有开殆或开殆趋势。

3）低角型：此类患者较常见，表现为下颌平面平、下颌角小，前牙反覆盖较大，反覆殆较深。

● 链接

咀 嚼 效 率

咀嚼效率是指机体在一定时间内，将一定的食物咬碎的能力，是咀嚼作用的实际效果。咀嚼效率的测量不但可以了解个体的咀嚼功能情况，还可以用于评定临床矫治和修复后的疗效。咀嚼效率测定方法有质量法、吸光法、比色法等。影响咀嚼效率的因素有牙的功能性接触面积、牙齿的支持组织、颞下颌关节疾病及全身性疾病。前牙反殆时咀嚼效率可呈不同程度的降低。

（四）预后估计

1. 根据病史　患者年龄较小，在替牙列阶段发病，无家族史，则预后较好。而患者年龄较大，在乳牙列阶段发病，同时存在有家族史，预后较差。

2. 根据临床检查　磨牙关系中性或轻度近中，上前牙舌倾或直立，下前牙唇倾、有散在间隙，反覆盖较小，反覆殆较深，牙列拥挤主要见于下颌，无后牙反殆及下颌偏斜，下颌后退时可以退至前牙对刃的患者则预后较好。而磨牙关系完全近中，上前牙唇倾、下前牙舌倾、反覆盖较大，有开殆或开殆倾向的，上牙弓牙列拥挤较为严重，下颌后退时前牙不能至对刃，常伴有下颌偏斜的患者则预后较差。

3. 根据 X 线头影测量　ANB 角≥0°，下颌角正常，颌骨长度正常，颌关节位置正常，颏部前后径及颏角正常的患者则预后较好。ANB 角<0°,下颌角开大,下颌骨过大、上颌骨较小,颌关节位置靠前,颏部前后径及颏角较小的患者则预后较差。

（五）矫治方法

多数前牙反𬌗应强调早期矫治。早期矫治有利于颌面部向正常方向发育,方法相对简单。伴有牙列拥挤、牙弓宽度和高度不调,以及颜面不对称的病例,矫治难度较大。骨性前牙反𬌗的病例,矫治后有随着生长发育出现复发的可能性,因此需要分阶段治疗,矫治时间较长。无论哪种类型的前牙反𬌗,在矫治时首先要解除反𬌗牙的锁结关系,通过上下前牙的移动纠正前牙反𬌗,使颌面部向正常方向发育。

1. 乳牙期的矫治 临床上乳前牙反𬌗的病例中,牙性和功能性反𬌗较常见,颌骨畸形一般不明显。

（1）矫治原则:

1）恢复下颌正常咬合位置,改善骨面型。

2）解除前牙反𬌗,促进上颌发育,抑制下颌过度生长。

（2）最佳时机:通常在 3～5 岁,疗程一般为 3～5 个月。少数骨性Ⅲ类错𬌗较明显的病例治疗比较复杂,疗程较长。

（3）矫治方法:常用的矫治方法有以下几种。

1）调磨乳尖牙:乳牙反𬌗的患者乳尖牙常常磨耗不足,分次调磨乳尖牙牙尖,可以纠正乳前牙的反𬌗。

2）上颌𬌗垫式矫治器:为临床上常用的矫治器,可以单独使用,也可以和其他矫治装置（如固定矫治器、颏兜等）结合使用。

3）下前牙塑料联冠式斜面导板矫治器:适用于乳牙期以功能因素为主的前牙反𬌗病例,患者反覆𬌗较深、反覆盖不大,牙列较整齐,不伴有拥挤。

4）功能调节器Ⅲ型（FR-Ⅲ型）:适用于功能性反𬌗并伴有轻度上颌发育不足、下颌发育过度的病例。由于该矫治器不直接作用于牙齿,对于乳切牙即将替换的患者,其他矫治器又很难发挥作用时,FR-Ⅲ有其独特的作用。

5）头帽颏兜:具有抑制下颌骨生长、改变下颌的生长方向、改善患者骨面型的作用。常作为一种矫治手段与其他矫治器合并使用。

6）上颌前方牵引器:适用于乳牙期上颌发育不足为主的骨性前牙反𬌗,恒牙早期病例也可以使用。上颌前方牵引器需配合口内固定矫治器或活动矫治器联合使用。

2. 替牙期的矫治 替牙期的前牙反𬌗从整体上看是功能性和骨性的混合,因此要区别患者的现有错𬌗类型并估计其发展趋势。

（1）矫治原则:

1）功能性反𬌗:治疗原则与乳牙期相同。一般不需要拔牙,但有时为了舌向移动下前牙以解除反𬌗,需要对下颌乳尖牙进行减径或拔除。

2）骨性反𬌗趋势:下颌生长超过上颌者,可在观察期中使用头帽颏兜,以抑制下颌向前生长;对于上颌发育不足的患者可使用上颌前方牵引器。

3）替牙期反𬌗伴有牙列拥挤或牙列拥挤趋势者:只要拥挤不影响反𬌗的矫治,不要急于拔牙,特别是上颌拔牙;如上颌牙弓拥挤明显,不拔牙不能解除拥挤的患者,尽管下牙弓并不拥挤,也必须拔除四个前磨牙。

（2）矫治方法：

1）上颌𬌗垫式矫治器、功能调节器Ⅲ型、头帽颏兜、上颌前方牵引器也适用于替牙期前牙反𬌗的矫治。

2）肌激动器、颌间诱导丝，主要适用于替牙期，以功能因素为主的前牙反𬌗病例（图8-13）。

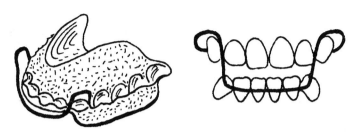

图 8-13　肌激动器的基本结构及颌间诱导丝

3. 恒牙期的矫治　恒牙早期颌骨与牙齿的发育基本完成，即使初期是功能性反𬌗，此期也或多或少伴有骨畸形，很难通过改变生长来调整颌骨关系，移动颌骨的可能性也不大。

（1）治疗原则：通过改变牙的位置建立适当的覆𬌗覆盖关系。

（2）拔牙的选择：恒牙期前牙反𬌗的患者需要拔牙治疗，拔牙治疗取决于以下两个因素：①拥挤程度，上牙弓不拥挤，矫治时不考虑磨牙关系调整时，可拔除下颌两个前磨牙或一个下颌切牙；上颌牙弓明显拥挤，生长潜力又不大，可以拔除四个前磨牙，在矫治前牙反𬌗的同时调整磨牙关系；对于伴有前牙开𬌗或开𬌗倾向的患者，可以拔除第三或第二磨牙。②牙弓突度，对双牙弓前突型的前牙反𬌗，即使牙弓内不存在拥挤也需要拔除四个前磨牙，在矫正前牙反𬌗的同时减小牙弓突度，调整磨牙关系。

（3）矫治方法：

1）平面式𬌗垫矫治器：适用于恒牙期上下牙弓排列整齐，功能性或轻度骨性前牙反𬌗及下颌前突畸形。下颌不能退至前牙对刃𬌗关系，前牙反覆𬌗较深、反覆盖不大的患者（图8-14）。

2）肌激动器：适用于恒牙早期上颌切牙舌向倾斜。下颌切牙唇向倾斜的牙性反𬌗的病例（图8-15）。

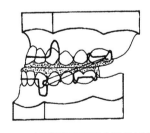
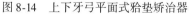
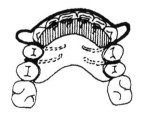
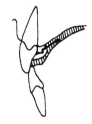

图 8-14　上下牙弓平面式𬌗垫矫治器　　　图 8-15　𬌗垫式低位唇弓矫治器

3）固定矫治器：适用于恒牙早期需要拔牙矫治的前牙反𬌗。固定矫治器对于建立适当的前牙覆𬌗、覆盖关系，纠正前牙反𬌗，调整磨牙关系是一种较好的选择。治疗中要使用Ⅲ类颌间牵引，由于Ⅲ类颌间牵引有使上磨牙伸长的作用，易使咬合打开，对于高角型病例应慎重使用。

二、后牙反𬌗

后牙反𬌗可发生在乳牙列期、混合牙列期或恒牙列期,可以是个别后牙反𬌗,也可以是多数后牙反𬌗。个别后牙反𬌗时,对咀嚼及颌骨发育影响不大,多数后牙反𬌗时则对功能、颌面部发育及颞下颌关节均有较大影响。后牙反𬌗可发生在单侧,也可发生在双侧,单侧多数后牙反𬌗时,常合并前牙反𬌗,其下切牙中线、颏部及下颌多偏向反𬌗侧,导致颜面不对称。双侧多数后牙反𬌗时,上牙弓及上颌骨宽度发育受限,上颌牙弓狭窄,面部表现狭长,但左右对称。

(一)病因

(1)由于乳磨牙早失或滞留引起上颌后牙舌向错位或下后牙的颊向错位,可导致个别后牙反𬌗。后牙区的拥挤也可导致个别牙舌向移位。

(2)一侧多数牙龋坏的患者,只能用另一侧咀嚼,长期单侧咀嚼可导致单侧多数后牙反𬌗。

(3)长期一侧下颌不正常受压,如长期一侧托腮的习惯,可以使下颌逐渐偏向另一侧,引起另一侧多数后牙反𬌗。

(4)口呼吸患者两侧腮部压力增大,上牙弓逐渐变窄,可引起双侧多数后牙反𬌗。

(5)腭裂患者,上颌牙弓宽度发育不足,常有双侧后牙反𬌗。

(6)替牙期由于咬合干扰引起下颌偏斜,常引起单侧后牙反𬌗。

(7)巨舌症引起下颌牙弓过于宽大,常引起后牙反𬌗。

(8)髁突的良性肥大,容易引起下颌偏斜,导致后牙反𬌗。

(二)矫治方法

1. 单侧后牙反𬌗的矫治

(1)上颌单侧𬌗垫式矫治器:在正常𬌗的一侧后牙上做𬌗垫,以升高咬合,使反𬌗侧脱离锁结关系,在反𬌗侧后牙的腭侧放置双曲舌簧,调整舌簧使反𬌗侧的后牙向颊侧移动,以矫治后牙反𬌗。当后牙反𬌗解除后应及时分次磨除后牙𬌗垫。

(2)上颌四角圈簧扩弓矫治器:在使用上颌四角圈簧扩弓矫治器扩大牙弓时,应考虑增强健侧的支抗,防止健侧的后牙过多的向颊侧移动,如使用颌间交互牵引等。

(3)固定矫治器:可使用方丝弓矫治器,在反𬌗侧,设计上下后牙的交互颌间牵引,以解除单侧后牙的反𬌗。

2. 双侧后牙反𬌗的矫治

(1)上颌分裂基托式矫治器:利用分裂簧扩大上颌牙弓的宽度,在下颌做带环和唇弓,每次复诊时,调整缩小唇弓宽度,使下颌牙弓宽度减小,以纠正双侧反𬌗。

(2)上颌四角圈簧扩弓矫治器:使用上颌四角圈簧扩弓矫治器扩大上颌牙弓,使明显狭窄的上颌牙弓得到改善,同时也利于上下后牙颊舌向关系的匹配。

(3)螺旋扩弓器:对于严重上颌牙弓狭窄的病例,可采用螺旋扩弓器对上颌牙弓进行快速腭中缝扩展,加之上颌牙齿的颊向移动,使双侧反𬌗得到纠正。

第3节 深 覆 𬌗

深覆𬌗是一种上下颌牙弓及颌骨关系发育异常导致的错𬌗畸形。即前牙区及牙槽高度发育过度,后牙及后牙槽高度发育不足。

链接

一、病　　因

1. 遗传因素　由于显性遗传因子的作用,使上颌发育过大,下颌形态异常、位置靠后。下颌支发育过大,下颌下缘平面较平,下颌呈反时针旋转生长型。如安氏Ⅱ² 类错𬌗。

2. 发育因素　儿童时期全身慢性疾病导致颌骨发育不良,磨牙萌出不足,后牙槽高度发育不足导致下颌向前、向上旋转,前牙继续萌出,前牙牙槽高度发育过度。

3. 咬合因素　患者习惯于下颌开闭口运动,有紧咬牙的习惯、夜磨牙症、咬上唇习惯,牙尖交错咬合时咬肌、翼内肌张力过大。这些因素都造成后牙区咬合力过大而抑制后牙牙槽的生长。

4. 局部因素　多数乳磨牙和第一恒磨牙早脱,使得颌间垂直距离降低;或先天缺失恒下切牙或乳尖牙早脱,下切牙向远中移位使下牙弓前段缩小,下切牙与上切牙无正常𬌗接触,导致下切牙过长。

5. 功能因素　下颌功能性后缩使得下前牙脱离咬合而伸长,后牙区承受咬合力过大而压低。

二、临 床 表 现

单纯的深覆𬌗,仅表现为前牙区牙齿或牙槽高度发育过度,而牙弓及整个牙颌矢状方向关系均正常。但在多数情况下,深覆𬌗往往与牙弓及颌骨的矢状方向异常同时存在,如安氏Ⅱ¹ 类错𬌗,即深覆𬌗伴有深覆盖,在安氏Ⅱ¹ 类的病例中,由于下颌长度发育不足或后缩,使得下颌切牙脱离与上颌切牙的对𬌗关系,下颌切牙及前段牙槽骨垂直向高度失去平衡,而过度生长造成深覆𬌗。安氏Ⅱ² 类伴发的深覆𬌗较为多见,现以安氏Ⅱ² 类为例叙述,主要的临床表现有以下几个方面。

1. 牙齿　前牙区表现为上中切牙牙轴垂直或内倾、上颌侧切牙唇倾。上牙列拥挤,下切牙内倾拥挤;在磨牙区,由于下颌发育受限,下颌被迫处于远中位,磨牙常呈远中关系;如仅为牙弓前段不调,磨牙亦可呈中性关系。

2. 牙弓　上下牙弓呈方形,切牙内倾导致牙弓长度变短。下颌牙弓矢状𬌗曲线过大;上牙弓因切牙内倾矢状曲线常呈反向曲线。

3. 颌骨　上下颌骨一般发育较好,由于上前牙内倾,下颌处于功能性远中颌位,下颌前伸及侧向𬌗运动受限,下颌仅能做开闭口铰链式运动,下颌平面角小。

4. 咬合及口腔软组织　前牙深覆𬌗时,由于上颌前牙内倾使得覆盖小于3mm,有时可为0~1mm,呈严重的闭锁𬌗。可能引起创伤性牙龈炎、急性或慢性牙周炎,严重时可造成牙槽骨吸收,牙齿磨损及松动。

5. 关节 下颌运动长期受限的一些患者,下颌髁状突向后移位,关节后间隙减小,嚼肌、颞肌、翼内肌压痛,张口受限等颞下颌关节功能紊乱症状。

6. 肌肉 唇张力过大,颏唇沟加深,下唇有时外翻,下唇常覆盖在上切牙牙冠唇面 1/2 以上。

7. 面型 一般呈短方面型,面下 1/3 的高度变短,下颌平面角小,咬肌发育好,下颌角区丰满。

三、诊 断 分 类

1. 深覆𬌗的分度 根据覆𬌗程度的大小将深覆𬌗为三度(详见第 4 章第 2 节"口腔专科检查")。

2. 深覆𬌗的分类 根据深覆𬌗形成的机制不同,将深覆𬌗分为牙性和骨性两类。

(1)牙性:主要由牙或牙槽垂直向发育异常引起。表现为上、下颌前牙及牙槽发育过长,后牙及后牙槽高度发育不足;上前牙牙轴垂直或内倾,下前牙有先天缺牙或下牙弓前段牙列拥挤至下牙弓前段缩短;磨牙关系多为中性𬌗、轻度远中𬌗或完全远中𬌗关系;面下 1/3 短,X 线头影测量显示主要为牙轴及牙槽的问题。

(2)骨性:除有牙性的表现外,同时还伴有颌骨与面部畸形。磨牙关系多呈远中关系。X 线头影测量显示 ANB 角大,后、前面高的比例超过 65%,下颌平面角小于正常,下颌支过长,下颌呈逆时针旋转生长型。切牙内倾的深覆𬌗患者常伴有上、下颌牙拥挤。

四、矫 治 方 法

矫治深覆𬌗的总体原则是通过协调前后段牙弓及牙槽的垂直高度来打开咬合,通过纠正前牙轴倾度来改善牙弓形态,通过调整下颌矢状向位置来改进上下颌间的位置关系。一般不轻易采用拔牙矫治。

1. 乳牙𬌗期 该期患儿的上下颌骨发育尚未完成,一般不做特殊处理。对由口腔不良习惯或𬌗障碍引起的深覆𬌗,应针对病因,消除不良习惯,调磨𬌗干扰牙尖。

2. 替牙期及恒牙早期

(1)牙性深覆𬌗:

1)治疗原则:改正切牙长轴,抑制上下颌切牙的生长,促进后牙及牙槽的生长。通过协调前后段牙及牙槽的垂直高度来打开咬合,改进上下颌骨间的位置关系。

2)矫治方法:

对替牙期或恒牙早期的病例,采用上颌活动矫治器。在内倾的上前牙舌侧设计双曲舌簧,舌簧上附平面导板。舌簧的作用是使内倾的切牙向唇侧,以纠正切牙轴倾度;平面导板的作用是压低下切牙,同时打开后牙区咬合,使后牙有伸长的空间,从而改善 Spee 曲线。待上切牙牙轴改正、深覆𬌗改善后,视下颌情况采用活动或固定矫治器排齐下前牙,纠正下切牙内倾并进一步调整 Spee 曲线。对于先天缺失下切牙患者,视下切牙长轴矫正后间隙大小情况酌情处理,必要时用义齿修复以保持上下切牙正常的覆𬌗、覆盖关系。

对于恒牙早期患者开始就可以采用固定矫正装置。先纠正上颌切牙长轴,形成一定程度正常覆盖后再黏结下颌托槽,排齐下切牙并整平 Spee 曲线,最后建立良好的前牙覆𬌗、覆盖关系。

(2)骨性深覆𬌗:

1)治疗原则:纠正内侧的上前牙,解除闭锁𬌗及妨碍下颌骨发育的障碍,从而协调上下颌骨间的关系,刺激后牙及后牙槽的生长,抑制前牙及牙槽的生长。

2)矫治方法:

对替牙期或恒牙早期的病例,可用上述的舌簧平面导板活动矫治器。对于上下颌骨矢状方向严重不调的病例,可以采用功能性矫治器。如斜面导板、肌激动器等,以刺激下颌向前生长,待上下颌骨关系基本纠正后,再用固定矫正装置排齐牙列,进一步整平 Spee 曲线,并用Ⅱ类颌间牵引等手段巩固上下颌骨间的协调。

对于恒牙早期的病例,先用固定矫治器纠正上颌切牙轴倾度,同时用平面导板进行牙槽垂直方向的调整,进一步整平 Spee 曲线。上前牙牙轴纠正后,如覆盖较大,磨牙呈明显的远中关系的病例,可考虑用功能性矫治器进行下颌位置的调整,继而再在下颌用固定矫治器排齐牙齿。如覆盖较浅,磨牙关系已自行调整至中性,则可以直接用固定矫治器进行排齐、整平。

3. 恒牙殆期

(1)牙性深覆殆:

1)矫治原则:纠正上切牙长轴,整平 Spee 曲线。

2)矫治方法:可用固定矫治器,先矫正内倾的上颌切牙以解除对下颌的锁结,上牙弓舌侧可用小平面导板矫治器。小平面导板应以后牙打开咬合 2~3mm 为宜,待上前牙内倾纠正后,再黏结下颌托槽,排齐下牙列,改正殆曲线使上下前牙建立正常的覆殆、覆盖关系。

(2)骨性深覆殆:

1)矫治原则:纠正上前牙牙轴,整平 Spee 曲线,协调上下颌骨关系。

2)矫治方法:成人骨性深覆殆矫治的难度较大。深覆殆时由于前牙的锁结关系,使下颌骨长期处于后缩位置,严重阻碍了下颌向前向下的生长趋势,当上前牙唇向移位后,前牙的锁结关系虽得以解除,但下颌后缩位已非常固定,其自行向前调整位置的可能性几乎不存在。同时当上颌切牙长轴得到纠正后,又出现深覆盖的问题,加上 Spee 曲线的整平也远比儿童病例难度大,因此,对于成人骨性深覆殆的病例要根据覆盖程度、年龄及上下颌骨的位置关系等因素制订治疗方案。

轻度骨性深覆殆的患者可利用正畸进行治疗。一般采用固定矫治器,先做上颌以矫正内倾的切牙长轴,并附上颌舌侧小平面导板,使后牙伸长改正 Spee 曲线的曲度。对上前牙过度萌出,后牙萌出不足的病例,必要时可采用"J"钩高位牵引,亦可做后牙垂直牵引以刺激后牙及牙槽的生长,待深覆殆纠正后,再黏结下颌托槽矫治下牙列不齐,改正殆曲线,使上下前牙建立正常的覆殆、覆盖关系。

对于覆盖程度较大,磨牙完全远中关系的成年人骨性深覆殆,可考虑拔除上颌两个第一前磨牙,以内收上前牙减少覆盖。此方法为一种掩饰性矫治方法,仅改善了前牙区的咬合协调问题,而没有协调上下颌骨之间的关系问题。

对成人严重的骨性深覆殆,特别是后、前面高比例过大、下颌支过长、下颌角小的患者,用正畸手段打开咬合,改正深覆殆的难度很大,必要时可采用外科-正畸治疗。即先用正畸治疗的方法改正上下切牙的长轴,排齐上下牙列,再根据情况采用外科手术行前牙区截段骨切开术,压入前段牙及牙槽,以矫正过长的上下前牙及牙槽,恢复正常的覆殆、覆盖关系。

对一些年龄较大、后牙磨损过多、垂直高度不足的患者,上下牙排齐后如覆殆仍较深,无法用正畸方法矫正时,可采用修复的方法,在后牙区做金属殆垫以升高后牙,使上下切牙获得正常的覆殆、覆盖关系,并恢复面下 1/3 的高度。

第4节 前牙深覆盖

前牙深覆盖是指上前牙切端至下前牙唇面的最大水平距离超过3mm者,是一种常见的错𬌗症状。前牙深覆盖时磨牙关系多为远中关系,常伴有前牙深覆𬌗,为典型安氏Ⅱ¹类错𬌗。由于局部因素所致,上前牙唇向错位、下前牙舌向错位或下切牙先天性缺失的安氏Ⅰ类错𬌗也会出现前牙深覆盖的症状。

一、病 因

造成前牙深覆盖的原因是上下颌(牙弓)矢状关系不调,上颌(牙弓)过大或位置向前;下颌(牙弓)过小或位置向后。上下颌骨(牙弓)关系不调受遗传与环境两方面的影响。

(一) 遗传因素

前牙深覆盖与其他错𬌗类似,与遗传因素有关。安氏Ⅱ类错𬌗,上颌牙齿相对下颌牙齿不成比例有偏大现象,受遗传较强的控制。前牙区的多生牙、下切牙先天性缺失、下颌发育过小、上颌发育过大都受遗传因素的影响。

(二) 环境因素

1. 全身因素 引起前牙深覆盖较常见的全身因素如下。

(1) 鼻咽部疾病:如慢性鼻炎、腺样体肥大等造成上气道狭窄而以口呼吸代替。口呼吸时头部前伸,下颌连同舌下垂后退,久之形成下颌后缩畸形;长期的口呼吸可形成上牙弓狭窄、前牙前突、腭盖高拱,最终表现出前牙深覆盖和磨牙远中关系。

(2) 全身性疾病:如佝偻病、钙磷代谢障碍等。由于肌肉及韧带张力减弱,引起上牙弓狭窄,上前牙前突及磨牙远中关系。

2. 局部因素 包括口腔不良习惯和替牙期障碍。

(1) 口腔不良习惯:如长期吮拇指、咬下唇等都可以给上前牙长期施以唇向压力,导致上前牙唇向倾斜;同时使下前牙舌向倾斜、拥挤,造成前牙深覆盖。

(2) 下颌乳磨牙早失:可使下颌牙弓前段变小,导致前牙覆盖增大。

(3) 萌出顺序异常:如上颌第一恒磨牙早于下颌第一恒磨牙萌出或上颌第二恒磨牙早于下颌第二恒磨牙萌出,或上颌第二恒磨牙早于上颌尖牙的萌出,均可造成远中𬌗,使前牙呈深覆盖。

(4) 下前牙先天缺失:可造成下颌牙弓前段变小,下颌牙弓后缩,前牙覆盖增大。

(5) 上颌前牙区多生牙:可使上颌牙弓变大或引起上颌切牙唇向错位,导致前牙覆盖增大。

二、临 床 表 现

前牙深覆盖由于病因、发病机制不同,临床表现也有所不同。

1. 口腔不良习惯导致的前牙深覆盖 上前牙唇向倾斜或牙槽骨过长,表现为单纯性的前牙深覆盖,上颌骨无明显的前突,磨牙关系常呈中性。由于上前牙唇向错位、向前突出,造成患者口唇不能闭拢,下唇常会与上颌前牙舌侧接触导致继发性的上前牙唇倾。部分患者伴有上颌牙弓狭窄及腭盖高拱。

2. 遗传因素引起的前牙深覆盖　多为上颌骨前突或下颌骨后缩,磨牙关系为轻度远中𬌗或完全远中𬌗关系。临床表现为凸面形,开唇露齿,如伴有深覆𬌗时,下前牙咬在上前牙舌侧的颈部或咬在上腭软组织上,导致上腭黏膜炎症,同时也会影响发音功能。X 线头影测量 SNA 角大于正常值,SNA 角正常或小于正常值,ANB 角也较正常值大,U1-SN 大于正常值。

○ 链接 ────────────────────────────

什么是"开唇露齿"?

"开唇露齿"是指在自然静止状态下,上下唇不能合拢,牙齿露在外面,甚至上前牙前突。"开唇露齿"不仅影响面部美观,而且导致不能准确发唇齿音。前牙前突时,牙龈得不到保护而外露,变得干燥,容易发生牙龈炎。嘴唇翻卷时得不到唾液的湿润,容易干裂。治疗"开唇露齿",首先要克服不良习惯。如在 10 岁前纠正不良习惯,"开唇露齿"就可以自行调整并消失。

────────────────────────────────

三、前牙深覆盖的诊断分类

（一）前牙深覆盖的分度

详见第 4 章第 2 节"口腔专科检查"。

（二）前牙深覆盖的分类

前牙深覆盖按病因分为三型。

1. 牙性　主要是因为上下前牙位置或牙齿的数目异常造成。如上颌前牙唇向错位、下颌前牙舌向错位;上颌前牙区多生牙或下颌切牙先天缺失等。上下颌骨间及颅面关系基本协调,磨牙关系呈中性。常见于混合牙列及恒牙列,治疗较为简单。

2. 功能性　由于口腔不良习惯,𬌗障碍因素引起异常的神经-肌肉反射可导致下颌功能性后缩。例如,当上牙弓尖牙和后牙段宽度不足时,下颌在牙尖交错𬌗时被迫处于后缩位置,形成磨牙远中关系,前牙深覆盖。功能性下颌后缩时,上颌一般发育正常,当下颌前伸至磨牙中性关系时,上下牙弓矢状关系基本协调。面型明显改善。

3. 骨性　由于颌骨发育异常导致上下颌骨处于磨牙远中错𬌗关系,多伴有深覆𬌗。ANB 角>5°,骨型前牙深覆盖以安氏 II¹ 类错𬌗多见。

（三）前牙深覆盖的颅面骨骼分型

1. I 型　上颌正常,下颌后缩。

2. II 型　下颌正常,上颌前突。

3. III 型　上颌前突,下颌后缩。

四、深覆盖的矫治方法

（一）早期矫治

1. 尽早去除病因　如破除各种口腔不良习惯,及时治疗全身性疾病(如鼻咽部疾病)。

2. 牙性深覆盖的矫治　主要根据错𬌗畸形的表现,采用不同的方法进行矫治。如拔除上颌多生牙,纠正上前牙前突并关闭牙间隙,下前牙开展排齐纠正牙齿的舌向倾斜和拥挤,牙性深覆盖的矫治比较简单,一般在短期内可达到矫治效果。

3. 骨性深覆盖的早期矫治　早期矫治尤为重要,可以影响上下颌骨的生长,纠正面部畸形。

（1）对上颌正常、下颌后缩的矫治：矫治原则是近中移动下颌及促进下颌向前生长。近中移动下颌是矫治前牙深覆盖、远中磨牙关系和增进面部和谐与平衡的有效方法。在颌骨生长发育阶段采用功能性矫治器，如肌激动器、功能调节器Ⅱ型，调整下颌的位置，促进下颌的向前生长，对多数安氏Ⅱ类错𬌗、前牙深覆盖和磨牙远中关系的矫正均能起到很好的作用。矫治下颌后缩常用的方法还有上颌斜面导板矫治器、前庭盾、下唇唇挡及其他的功能矫治器。

➡链接

下颌的生长发育终结期

颌骨的生长发育期一般较肢体骨骼长。而下颌骨是人体生长持续时间最长的骨骼，男性一直持续到23岁，女性持续到20岁。

（2）对下颌正常、上颌前突的矫治：治疗原则是远中移动上颌或抑制上颌向前生长。采用矫形的手段将上颌骨远中移动的难度很大，然而抑制上颌向前发育是可行的。对于有上颌前突或前突倾向的安氏Ⅱ类错𬌗，在发育的早期采用口外唇弓限制上颌向前生长，同时引导下颌向前生长，最终建立正常的上下颌矢状关系。

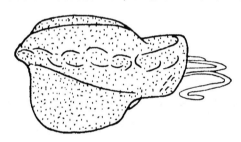

图8-16　高位牵引口外唇弓与肌激动器联合

（3）对于后部齿槽高度不调的治疗：早期进行矫治能对后部齿槽的高度进行有效的控制，①对以下颌后缩为主，下颌平面角较大的安氏Ⅱ类高角病例，临床上常将高位牵引口外唇弓与肌激动器联合使用，引导下颌向前、向上、减低后牙及齿槽的高度，降低下颌平面角（图8-16）；②对以下颌后缩为主，下颌平面角较低的安氏Ⅱ类低角病例，则利用低位颈牵引，口外唇弓与斜面导板功能矫治器联合使用；③对以下颌后缩为主，下颌平面角正常的病例，可采用水平牵引的口外唇弓与引导下颌向前的功能矫治器联合使用。

（二）常规正畸矫治

1. 矫治原则

（1）轻度和中度颌骨关系不调时需要拔牙矫治，通过牙弓及牙槽骨的移动调整，来矫正牙颌畸形或掩饰颌骨的发育异常。

（2）对于具有生长潜力的患者，可抓紧时机进行颌骨的矫形生长控制。但是对严重骨骼异常者，则需在成年之后进行外科正畸治疗（图8-17）。

2. 矫治目标

（1）通过拔牙获得间隙，解除牙列拥挤，并为深覆盖的矫治提供可利用间隙。

（2）排齐牙列，减小前牙深覆𬌗。

（3）矫正磨牙远中关系。

3. 矫治前牙深覆盖常采用的拔牙模式　通常

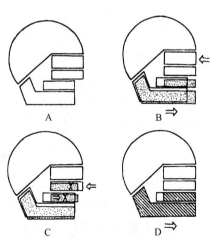

图8-17　安氏Ⅱ'类错𬌗治疗示意图

A. 原始错𬌗；B. 改变生长（矫形治疗）；C. 拔牙后牙齿移动代偿颌骨关系；D. 外科手术

拔除四个第一前磨牙,或拔除上颌两个第一前磨牙及下颌两个第二前磨牙。上颌牙弓拔牙间隙主要用于解除拥挤,前牙后移减小覆盖;下颌牙弓拔牙间隙主要用于解除拥挤,后牙前移,矫正磨牙关系。

4. 矫治方法 对恒牙早期前牙深覆盖拔除四个前磨牙的安氏II¹类错殆,多采用固定矫治器进行治疗。现以标准方丝弓技术为例,简述治疗过程。矫治的过程分为以下三个阶段。

（1）排齐和整平牙弓:按从细到粗的顺序使用镍钛圆丝,最后使用不锈钢丝,排齐牙列,整平 Spee 曲线。

● 链接 ——————————————————————————————————————

关闭拔牙间隙的生物力学应用

拔牙间隙的关闭是正畸临床治疗中的关键步骤之一。影响间隙关闭的因素很多,关键在于支抗单元的控制。对严重拥挤的病例,支抗的控制尤为重要。传统增加支抗的方法(如头帽装置、增加支抗单元牙齿数目、唇挡等)是适用的,如将生物学的概念应用于支抗的控制,可为锦上添花。我们知道矫治中最适宜的力是能够产生最有效的治疗反应而没有不良反应的力。所以治疗中生物力学的应用,关键是准确的使用最适宜的矫治力;另外要估算被移动牙产生移动所需力的域值,以此调整单元支抗的牙齿数目,以便取得良好效果。

——————————————————————————————————————

（2）关闭拔牙间隙:首先颌内牵引远中移动尖牙,使其与第二前磨牙靠拢(图8-18)。可用镍钛拉簧、链状胶圈或橡皮圈拉双侧上颌尖牙向远中移动关闭拔牙间隙。因上颌磨牙易前移占去拔牙的间隙,所以常设计口外唇弓、Nance 腭托或腭杆等以增加上颌磨牙的支抗。当远中移动的尖牙到位后可将其与后牙结扎成一体,以全部后牙为支抗单位。然后使用方弓丝对上切牙进行内收(图8-19),关闭余留间隙。上前牙内收时,由于"钟摆效应",前牙覆盖减小,覆殆将会加深,因此在弓丝上的T形关闭曲前后弯制人字形曲(图8-20),在内收的同时,继续压低上切牙,在内收上前牙的时候也可以同时使用II类牵引,以利于磨牙关系的矫正。下颌拔牙间隙关闭可使用闭隙曲等,使前六颗前牙同时远移,其目的是使下磨牙前移量增加,有利于磨牙关系调整。

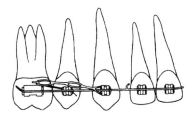

图8-18 I类牵引拉尖牙向远中

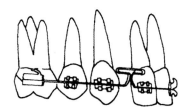

图8-19 T形关闭曲收上切牙

（3）咬合关系的精细调整:深覆盖矫正过程中由于上颌先移动尖牙再移动四颗切牙是分两个阶段进行的,下颌是六颗前牙同时向远中移动,下颌磨牙前移比上颌磨牙多。另外在内收上

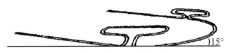

图8-20 T形关闭曲前后弯人字形曲

颌切牙时常配合使用II类牵引,能起到保护上颌磨牙支抗、消耗下颌磨牙支抗的作用,这样进一步改变了上、下磨牙前移的比例,最终前牙达到正常的覆殆、覆盖关系,磨牙建立起中性殆关系。在治疗后期采用尖牙三角形牵引、上下后牙的垂直牵引、短II类牵引等,精细调

整咬合关系,最后使用 Hawley 保持器等保持矫治效果。

第 5 节 双 颌 前 突

双颌前突是指上下颌牙齿、牙槽及颌骨均向前突出的错𬌗畸形。

一、病 因

双颌前突病因不清楚,多数认为与遗传因素有关。有明显的种族及地域差异。另外与饮食习惯也有一些关系。如长期吸吮海产贝壳类及吸吮某些有核小水果(桂圆、荔枝等),在我国以南方沿海地区的发病率较高。

二、临 床 表 现

患者有明显的开唇露齿,上下嘴唇短缩,上下颌前牙牙体长轴倾斜度大,面中部 1/3 及面下 1/3 向前凸出,严重者常伴有口呼吸习惯,口腔易干燥。而长期用口呼吸又能加重前突的程度。X 线头影测量显示 SNA、SNB 角均大于正常值。磨牙多为中性关系。

三、矫 治 方 法

1. 牙及牙槽骨前突 恒牙早期双颌牙槽骨前突,应尽早地去除不良习惯,并进行唇肌训练。治疗方法采用拔牙固定矫治器,拔除上、下颌左右两侧第一前磨牙后利用拔牙间隙内收前牙,改变上下前牙及牙槽的突度。治疗过程中的关键是支抗的控制,一般应使用最大支抗。实现最大支抗的方法有:①使用支抗磨牙的舌侧装置如腭弓、舌杆、腭托等;②合并使用第二磨牙带环;③使用口外唇弓;④弓丝上应用停止曲和后倾曲;⑤使用种植支抗。内收上下切牙时,要重视对上下切牙的转矩控制。

2. 颌骨前突的矫治 恒牙列早期轻度、中度前突的患者,一般采用固定矫治器矫治,通过拔牙获得间隙,使前牙的冠根平行后退,通过牙代偿的方式掩饰颌骨前突。较严重的骨性前突并有明显遗传倾向的病例,应待成年后进行外科-正畸治疗。

第 6 节 锁 𬌗

锁𬌗又称跨𬌗,是指上下颌后牙彼此在咬合面无咬合接触的牙位异常。锁𬌗可发生在牙弓的一侧,也可发生在牙弓的双侧,发生在牙弓一侧者多见。可个别后牙锁𬌗,也可为多数牙的锁𬌗。锁𬌗多见于恒牙𬌗。

一、病 因

1. 个别牙锁𬌗 个别乳牙早失、滞留或恒牙胚位置异常,导致恒牙错位萌出而造成锁𬌗。上下第二恒磨牙的正锁𬌗较为常见。

2. 单侧多数后牙正锁𬌗 常因一侧多数乳磨牙龋坏或早失,不得不用对侧后牙进行单侧咀嚼,日久废用侧则易形成深覆盖,再发展而成为多数后牙正锁𬌗。

二、分 类

临床上可分为正锁𬌗和反锁𬌗。

1. 正锁𬌗　是指上颌后牙舌尖的舌斜面位于下后牙颊尖的颊斜面及以下,而𬌗面无咬合接触(图 8-21 A)。

2. 反锁𬌗　是指上颌后牙颊尖的颊斜面位于下后牙舌尖舌斜面及以下,而𬌗面无咬合接触(图 8-21 B)。反锁𬌗在临床上较少见。

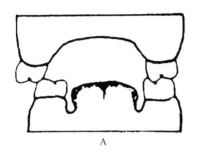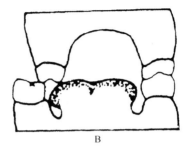

图 8-21

A. 一侧后牙正锁𬌗;B. 一侧后牙反锁𬌗

三、临 床 表 现

后牙锁𬌗主要表现为上颌个别后牙或多个后牙被锁结在下后牙的颊(舌)侧,或是下颌个别牙或多个被锁结在上后牙的颊(舌)侧,而咬合面无接触关系。

(1)由于正锁𬌗的锁结关系,影响下颌的侧向运动,患者仅能用非锁𬌗侧的后牙进行偏侧咀嚼。咀嚼功能减弱、咀嚼效率降低。

(2)后牙锁𬌗导致下颌有关肌肉的异常动力平衡,形成下颌骨左右发育不对称和颜面不对称畸形。

(3)锁𬌗牙在咀嚼过程中易发生创伤𬌗,对一些易感者,锁𬌗诱发颞下颌关节疾病,如关节疼痛或关节弹响。

四、矫 治 方 法

锁𬌗对咀嚼功能、颌面部发育及咀嚼器官的健康影响较大,应尽早进行矫治。矫治原则为升高咬合,解除锁结关系,使上下后牙向颊侧或舌侧移动。

1. 个别后牙正锁𬌗　可采用单侧𬌗垫式活动矫治器,在健侧的上牙弓或下牙弓上放置单侧𬌗垫,使锁𬌗牙脱离锁结关系,在上下锁𬌗牙上各制作一个带环,并且在上颌牙带环的颊面及下颌牙带环的舌面各焊接一个牵引钩,牵引钩之间挂橡皮圈,利用上下牙的交互支抗作用进行矫治(图 8-22)。锁𬌗解除后,分次调磨𬌗垫,并同时调磨未曾有过生理磨耗的锁𬌗牙的牙尖,在调磨牙尖时,可配合脱敏治疗。

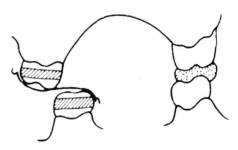

图 8-22　上下颌后牙交互支抗牵引矫正锁𬌗

2. 一侧上下第二磨牙正锁𬌗　为临床较为多见的一种锁𬌗畸形,而且以上颌磨牙颊向错位、下颌磨牙的位置多为正常或轻微舌向错位。如果同侧的第三磨牙尚未萌出或即将萌出,可将该侧第二磨牙拔除,以便第三磨牙自行调位取代已拔除的第二磨牙,与下颌第二磨牙建立正常𬌗关系。也可采用其他方法矫正。

3. 一侧多数后牙正锁𬌗　常见于下颌牙弓狭窄,锁𬌗侧下后牙舌侧错位较严重,上颌后牙颊侧错位不明显。可采用下颌单侧𬌗垫矫治器附双曲舌簧,即在健侧下颌后牙上制作𬌗垫,使锁𬌗牙脱离牙尖锁结关系,在矫治器的锁𬌗侧下后牙的舌侧放置双曲舌簧,使锁𬌗侧的下后牙向颊侧移动,以矫正正锁𬌗。锁𬌗关系解除后及时对𬌗垫进行分次调磨,同时调磨锁𬌗牙的过高牙尖。

4. 反锁𬌗的矫治

(1) 个别反锁𬌗牙的矫治原则和方法与正锁𬌗类同,但受力方向相反。

(2) 多数牙反锁𬌗牙的矫治最有效的方法是扩大上颌牙弓。在治疗过程中,应注意扩弓力集中在锁𬌗侧,使得锁𬌗侧多移动一些,非锁𬌗侧少移动一些。

第7节　开　𬌗

开𬌗是指在正中𬌗位及下颌功能运动时,上下颌部分牙齿在垂直方向无𬌗接触的错𬌗畸形。是上下牙弓及颌骨垂直向发育异常,前段牙、牙槽或颌骨高度发育不足,后段牙、牙槽或颌骨高度发育过度,或两者皆有。患者除高度、长度异常外,面部宽度显著减小,上下牙弓明显狭窄。开𬌗可发生在乳牙期、替牙期和恒牙期,临床上以恒牙期最为常见。

▶**链接**

口腔病患者与医生,谁是审美主体

在口腔临床中,对颌面部美的判定,其主体不是口腔医生,而是口腔疾病患者。口腔正畸患者对自身面容美的要求尤为迫切。例如,错𬌗畸形的患者就诊时的主诉基本上都是为了美而求治。患者的自卑感明显,心理压力较大,在发育期的青少年患者甚至会造成其性格的改变及严重的心理障碍。因此,口腔医生应充分尊重患者的审美观及审美心理,尽量满足其对美的要求。

一、病　因

1. 口腔不良习惯　口腔不良习惯所致的开𬌗患者约占发病率的68.7%。常见的不良习惯为吐舌习惯,其形成的前牙区开𬌗间隙呈梭形,与舌体形态基本一致。其次伸舌吞咽、吮拇指、咬唇、口呼吸等均可以在前牙区形成开𬌗。咬物习惯(如咬铅笔等)可在咬物的位置形成局部小开𬌗。

2. 末端区磨牙位置异常　常见于后牙区特别末端区磨牙萌出过度;也见于下颌第三磨牙前倾或水平阻生,推下颌第二磨牙向𬌗方,使其牙尖高出𬌗平面,其他牙无𬌗接触。若伴有舌习惯等因素时,常形成全口多数牙无𬌗接触。

3. 佝偻病　严重的佝偻病患儿由于骨质疏松,提下颌肌群与降下颌肌群的作用使下颌骨发育异常,下颌支短、下颌角大、下颌角前切迹深、下颌体向下、后呈顺时针旋转,形成开𬌗。其特征为前大后小、范围较大的开𬌗畸形。

4. 遗传因素　关于开𬌗是否与遗传有关,对于这一问题目前尚有不同看法,需进一步研究。有些患者在生长发育过程中,上颌骨前份呈向上旋转,下颌骨呈向后下旋转的生长型,可能与遗传有关。

二、临 床 表 现

1. 牙及牙槽 后牙萌出过高,后牙槽发育过度,前牙萌出不足,前牙槽发育不足。磨牙关系可呈中性殆、远中殆或近中殆关系。范围可涉及前牙开殆、前牙和前磨牙开殆,严重者只有最后一对磨牙有接触关系。

2. 牙弓 上下牙弓形态、大小、位置可能不协调,上颌矢状殆曲线曲度增大,下颌矢状曲线曲度较平或呈反曲线。

3. 颌骨 上颌骨位置发育正常或宽度发育不足,腭穹高拱,其位置向前上旋转;下颌发育不足,下颌支短,下颌角大,角前切迹深,下颌体向前,下倾斜度增大,下颌骨向后下旋转。

4. 面部 严重开殆的患者,面下 1/3 距离增长,上下唇不能闭合,导致上呼吸道及牙周组织的感染。

5. 功能 随着开殆程度及范围的增大,咀嚼功能及语音功能明显受到影响,严重者可能影响患者口颌系统的功能。

三、诊 断 分 类

1. 开殆的分度 按上下颌牙齿之间分开的垂直距离的大小,将开殆分为三度(详见第4章第2节"口腔科专科检查")。

2. 开殆的分类 根据开殆形成的病因机制,可将开殆分为两型。

(1)牙性:以牙齿及牙槽发育异常为主。其表现为前牙萌出不足,前牙槽发育不足;后牙萌出过高、后牙槽发育过度;或两者兼有。面部无明显的畸形,颌骨发育基本正常。

(2)骨性:骨性开殆的患者除牙齿及牙槽问题外,主要表现为下颌骨发育异常,下颌支短,下颌角大,骨前切迹深,下颌呈顺时针旋转生长型,面下 1/3 过高,严重者呈长面综合征表现,可能伴有上下前牙及牙槽骨的代偿性增长。

四、矫 治 方 法

开殆矫治的原则是去除病因,并针对开殆形成的机制,通过对前段及后段牙、牙槽垂直向及水平向位置的调整,达到解除或改善开殆的目的。

1. 生长期儿童

(1)牙性开殆:多为不良习惯引起。针对病因及时去除口腔不良习惯,混合牙列期可采用可摘矫治器加舌屏、腭刺、唇挡纠正不良习惯。如后牙萌出过高时可在后牙区加殆垫以压低后牙;年幼儿童一般在破除不良习惯后,上、下切牙可以自行生长;年龄较大的患者,切牙不能自行调整时,可在开殆的上下切牙上黏托槽进行颌间垂直牵引。恒牙列期如伴有牙列拥挤等其他畸形时,可用固定矫治器矫治解除拥挤的同时纠正开殆,必要时可加强咀嚼肌的功能训练。

(2)骨性开殆:分析错殆畸形的病因与全身因素的关系,如系佝偻病导致的开殆则应配合补钙及全身治疗。生长早期除用前述矫治器外,应配合颏兜进行口外垂直牵引,口内矫治的殆垫应做得稍高些,以便刺激髁状突的生长和下颌支的增长,引导下颌骨正常发育。

2. 生长后期及成年人

(1)牙性开殆:一般应选用固定矫治器进行矫治,必要时配合后牙殆垫以压低后牙。

如牙齿排列尚整齐的患者,可采用方丝弓矫治器,在尖牙和侧切牙之间设计水平曲,在水平曲上挂橡皮圈做颌间垂直牵引,升高前牙,纠正开𬌗。如伴有前牙严重拥挤、前牙前突的患者,可采用减数的方法进行矫治。减数拔牙应根据患者的口内畸形的情况来决定:

1)如上下颌前牙均需要较多内收时应拔除上下颌四颗第一前磨牙。

2)如上颌内收较多时,应拔除上颌左右第一前磨牙及下颌左右第二前磨牙。

3)如下颌需要内收较上颌多时,应拔除上颌左右第二前磨牙及下颌左右第一前磨牙。拔牙后,由于前牙后移、后牙前移使颌间距离降低,下颌可向上向前旋转,同时上前牙向后、下移动可减少前牙的开𬌗。由于下颌第三磨牙阻生所引起的全口多数牙开𬌗,应及时拔除第三磨牙,并压第二磨牙使之回到正常位置,同时应配合咀嚼肌的功能训练以矫治开𬌗。

(2)骨性开𬌗:骨性开𬌗时,因生长发育基本完成,不能采用引导生长的方法进行矫治。轻度开𬌗时,除采用前述的矫治方法或拔牙矫治外,还可采用增加牙代偿的掩饰矫治法,即将开𬌗区上下颌牙齿适当地代偿性伸长,以改善面部形态。严重的骨性开𬌗患者应进行外科-正畸联合治疗,应用外科手术方法矫治骨性开𬌗。

目标检测

1. 患者,女,12岁,恒牙𬌗,磨牙中性关系,覆𬌗、覆盖正常,上下牙弓拥挤,明显前突,此患者最佳治疗方法是
   A. 拔牙矫治　　　　B. 非拔牙矫治
   C. 推磨牙向远中　　D. 活动矫治器
   E. 功能矫治器

2. 患者,男,10岁,替牙𬌗,磨牙远中关系,覆𬌗覆盖Ⅲ度,上下牙弓Ⅰ度拥挤,上颌位置正常,下颌后缩,此患者最好采用的矫治器是
   A. 方弓丝矫治器　　B. Begg 矫治器
   C. 功能性矫治器　　D. 活动矫治器
   E. 直丝弓矫治器

3. 患者,女,16岁,磨牙远中关系,覆𬌗基本正常,覆盖4mm,上牙列拥挤6mm,下牙列拥挤6mm,ANB 3°,FMA 35°,首选的治疗方案为
   A. 邻面去釉
   B. 推磨牙向后
   C. 牙弓宽度开展
   D. 拔除四颗第一前磨牙

E. 拔除四颗第二前磨牙

4. 容易引起开𬌗畸形的不良习惯是
   A. 吐舌习惯　　　　B. 吞咽习惯
   C. 睡眠习惯　　　　D. 咬下唇习惯
   E. 偏侧咀嚼习惯

5. 下列哪项不是牙弓、颌骨、颅面关系异常的表现
   A. 前牙反𬌗
   B. 前牙深覆𬌗、远中错𬌗、上颌前突
   C. 畸形牙
   D. 前牙反𬌗,面下1/3高度增大
   E. 一侧反𬌗,颜面不对称

6. 人类进化过程中,咀嚼器官的退化、减少呈不平衡现象,正确顺序是
   A. 肌肉居先,颌骨次之,牙齿再次之
   B. 肌肉居先,牙齿次之,颌骨再次之
   C. 颌骨居先,肌肉次之,牙齿再次之
   D. 颌骨居先,牙齿次之,肌肉再次之
   E. 牙齿居先,肌肉次之,颌骨再次之

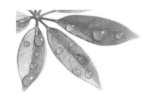

第**9**章

成年人正畸治疗

1. 成年人正畸治疗的目标和特点。
2. 成年人的辅助性矫治。
3. 牙周病正畸治疗的注意事项。
4. 颞下颌关节紊乱病的矫治原则。

第 1 节 概 述

随着社会、经济的发展,人们对生活质量要求的提升,成年人正畸治疗患者日趋增多。现代正畸治疗学中增加了"成年人正畸(adult orthodontics)"这一新概念,使传统意义上的正畸治疗范围得到极大的扩展。对成年人错𬌗畸形的检查和诊断,以及治疗计划的制订涉及的面更广,对正畸治疗技能提出了更高的要求。

一、成年人正畸治疗的分类

成年人的正畸治疗概括为辅助性正畸治疗、综合性正畸治疗和外科正畸治疗三类。

（一）辅助性正畸治疗

辅助性正畸治疗(adjunctive orthodontic treatment)即通过牙齿移动,为其他牙病的控制和恢复口腔功能的治疗提供更为有利的条件,大部分成年人正畸治疗属此类。其治疗的主要目标有:①利于修复治疗;②消除菌斑附着区、改善牙槽嵴外形、建立良好的冠根比率和使𬌗力沿牙长轴传导,从而促进牙周健康;③改善口腔功能和美观。

辅助性正畸治疗的常用手段是应用矫治器对错位牙进行小范围牙移动(minor tooth movement,MTM)。MTM 系指牙齿移动范围及距离较小、矫治目标单一、方法较简单的一类单纯牙性畸形的正畸治疗。

（二）综合性正畸治疗

综合性正畸治疗(comprehensive orthodontic treatment)即对非骨性或仅有轻度骨性错𬌗畸形的健康成年人牙列进行的全面正畸治疗。

（三）外科与正畸联合治疗或正颌外科治疗

外科与正畸联合治疗(orthodontic-surgical treatment)或正颌外科治疗(orthognathic treatment)是指对成年人严重发育性或外伤性、骨性牙颌面畸形,采用外科与正畸联合治疗的方法对其进行矫治,重建牙、颌、面的三维关系,恢复牙颌面的生理功能与颜面美观。其正畸治疗的主要内容是配合颌面外科进行手术前、后正畸矫治及保持。

二、成年人正畸治疗与青春期正畸治疗的生理特点

成年期矫治因各方面原因,与青春期的矫治有较大差异,两者特点比较见表9-1。

表9-1 成年期矫治与青春期矫治的生理特点比较

项目	青春期矫治的特点	成年期矫治的特点
生长潜力	生长发育高峰期,发育和生长控制的潜力大,可塑性强	生长发育已完成,发育和生长控制的潜力小,可塑性差
组织反应	牙周组织细胞激活快,改建能力强,一般不会引起牙槽骨吸收	牙周组织细胞激活慢,改建能力差,可能会引起牙槽骨吸收加快
口腔疾病及全身性疾病	一般无明显全身性疾病;个别有口腔疾病,如龋齿、牙龈炎等	可能有某些全身性疾病,如糖尿病、心血管疾病等;口腔疾病一般较多,如龋齿、残冠、残根、牙缺失等,特别是牙周病和颞下颌关节病更为常见
功能平衡和咬合稳定性	通过治疗,可以明显改善颌位关系,功能平衡和咬合的可塑性强	由于长期的磨合,多数建立了代偿性咬合平衡,不适宜较大范围的改动和重建,只适合小范围的牙齿移动

三、成年人正畸治疗的特点

(一)美观要求

成年人偏重于口唇区的美观及整体容貌的改善,包括前牙的对称整齐、中线恢复、脸型比例协调及笑线的改善等。治疗过程侧重于掩饰疗法(如使用陶瓷托槽、片段弓技术等),减少治疗对社交活动的影响。

(二)社会心理

成年人对正畸治疗配合度高,但正畸动机和治疗心态复杂,对来自外界的评价以及治疗中的细微变化更敏感、更细致。所以要求治疗必须在患者充分理解治疗过程、难度、限度和效果后方可进行,不可轻许诺言。对于心理障碍患者,切不可贸然开始矫治。

(三)矫治方案

矫治方案一般以简化、对症治疗为主。矫治拔牙选择更趋向多样化。可采用不对称拔牙、策略性拔牙(strategic extraction),即拔除口内受损牙及对牙周或邻牙造成不可逆损害的牙,也是成年人正畸治疗中常见的拔牙方式。成年人正畸治疗中除第一、二磨牙用于加强支抗外,对于牙周状况不好、支抗不足的患者,也可利用种植体技术为支抗关闭缺牙间隙、远中移动磨牙而避免使用口外弓。应选择轻力,最好采用间断力或延长复诊时间,从而给牙周组织提供充足的细胞反应和组织改建时间,防止牙槽骨的进一步吸收。

(四)疗程和保持

由于成年人的适应性改建能力不如青少年,疗程和保持时间相对较长。个别超限矫治的患者,如下尖牙区扩弓的患者可能需要终身戴用保持器。

第2节 成年人正畸治疗的目标及矫治步骤

一、成年人正畸治疗的目标

对于年轻、健康、牙磨耗少的青年人的矫治要求,与恒牙列初期的常规矫治目标相同,

即通过对所有的牙齿重新定位,达到理想的生理位置和Ⅰ类𬌗关系。对年龄较大,有不同程度口腔病损的成年人,则应针对个体制订具体目标。强调功能和个体(个性)美观并重。同时往往需要口内、修复、正颌外科手术及其他多学科治疗。因此,治疗目标也各有所侧重。

1. 个体化的最佳𬌗关系　以生理𬌗、功能𬌗为目标,不应刻意追求Ⅰ类𬌗关系。

2. 前牙区的美观和协调　注重前牙的整齐排列、形态恢复、中线改善、面部比例协调等。

3. 保障牙周的健康　通过矫治改善牙周内环境,有利于牙周病的治疗。

4. 维护颞下颌关节功能　通过恢复垂直高度,去除咬合干扰,使颞下颌关节功能稳定健康。

5. 促进牙列的稳定性　通过矫治关闭间隙、集中间隙修复、建立较好的上下尖窝关系,保障咬合关系的正常稳定。

二、成年人正畸治疗的步骤

成年人患者的常规正畸治疗步骤,较年青恒牙列的正畸治疗步骤更精细、更复杂。成年患者在正畸治疗中,十分强调术前牙周、关节、龋病等的控制,强调术中牙移动的施力大小及术后相关的修复和稳定等。对医师的矫治水平要求更高,风险也更大。

(一) 矫治的步骤

第一步　全面的检查分析和诊断。

第二步　龋齿、牙周病、关节病等的治疗。

第三步　常规正畸治疗。

第四步　牙位稳定、牙周手术、牙修复等。

第五步　保持。

(二) 矫治中应注意的问题

1. 矫治前

(1)明确非正畸治疗适应证,如糖尿病、内分泌失调、精神病、传染病患者等。

(2)检查是否存在不同阶段的牙周疾病及其相关风险因素。

(3)诊断颞下颌关节是否存在功能失调。

(4)多采取具有针对性的矫治方法。确定哪些病例需要外科手术处理,哪些病例需要通过牙代偿性移动来掩饰基骨的不调,哪些病例仅选择小范围的牙移动而不做全面的矫治等,并且要让患者充分理解和同意所确定的治疗方案。

(5)确定应与哪些专科医师合作,争取最佳的治疗效果。

2. 矫治中

(1)应与牙周专科医师密切协作,控制并密切追踪正畸治疗时牙周病的变化。成功的成年人正畸治疗取决于正畸治疗前牙周的准备及在正畸治疗所有阶段牙周健康的保持。

(2)应与关节专科医师配合,注意牙移动中及移动后是否出现颞下颌关节功能失调。

(3)记录力的大小及方向对牙移动是否适宜,是否造成牙往复移动和松动。

(4)密切观察有无个别牙早接触、咬合创伤,如有应及时调整。

3. 矫治后

（1）牙周再评价及牙周手术（切龈术、牙槽骨手术、膜龈手术等）辅助治疗。

（2）有计划地镶牙修复以恢复牙弓的完整性及美观和功能，注意修复时机的选择及修复治疗与正畸保持之间的协调一致。

（3）通过临床检查来评价牙尖交错位与习惯性殆位的一致性，检查切牙引导殆及颞下颌关节功能运动，确定最后的殆位无咬合创伤及不良咬合诱导。

（4）个体化的保持装置，如固定式、压膜式、活动式保持器等。

第3节　成年人的辅助性矫治

一、修复前正畸治疗

成年人的辅助性矫治中，最多见的是为修复而进行的准备治疗，主要包括以下方面。

1. 开拓缺牙间隙　通常采用螺旋弹簧来开拓缺牙间隙，前牙支抗往往不足，这时可采用微种植体支抗技术（micro-implant anchorage）。

2. 竖直倾斜基牙　如第二恒磨牙近中倾斜，常用片段弓加竖直弹簧的方法使其直立。

3. 压入伸长的对颌牙　当伸长牙近远中都有牙齿存在时，可直接用弹性主弓丝或设计水平曲压低；若伸长牙位于游离端，则可设计长臂水平曲，此时，主弓丝多采用方丝，前牙区应做垂直牵引，通过逐渐加大后倾度，压低并调整伸长的磨牙；对上颌双侧第三磨牙均伸长者，还可在其舌侧设计横腭杆，利用舌的压力压低磨牙。采用微种植体支抗系统可以有效地压低伸长磨牙。在伸长的第二磨牙颊腭侧分别植入一颗微种植体，利用链圈压低磨牙。

4. 集中间隙修复缺牙　主要采用固定矫治器进行。常规牙列排齐整平，在较粗的弓丝上利用螺旋弹簧开拓缺牙间隙，同时关闭不需要的其他牙隙。

5. 改善前牙深覆殆　压低前牙和升高后牙应根据修复要求选择。压低前牙的方法可采用多用途弓（utility arch）、压低辅弓、J形钩及微种植体支抗等，但成年人牙齿的压入移动应十分谨慎进行。升高后牙的方法可采用平面导板、摇椅弓等。

6. 调整牙位置　如扭转牙、错位牙及异位牙，常用固定矫治技术进行牙移动，注意使用轻力，尽量避免因施力不当造成的牙根吸收。

7. 伸长牙齿　通过牵引伸长牙齿后，再进行冠修复或调节冠根比。

二、辅助性矫治牙齿移动的特点——小范围牙移动

（一）小范围牙移动（MTM）的矫治特点

有学者将 MTM 定义为有限正畸治疗（limited orthodontic treatment），更加形象地说明了其特点。

1. 移动牙的数量及范围小　以解决局部问题为目标，不涉及移动过多牙齿，特别不要随意全面改变牙弓形态。这是与成人的综合性矫治的主要差别。

2. 简化矫治设计　不进行太复杂的设计，矫治器可简单易清洁，疗程不宜太长。

3. 轻力及间歇力的应用　提倡采用较小的力、间歇力，延长复诊时间。

4. 需要患者积极配合　定期（一般为6个月左右）拍摄X线片，了解牙周状况，进行牙周维护。可采用具有隐形效果的矫治技术（如陶瓷托槽、舌侧矫治器或无托槽矫治器）。帮

助患者克服心理上不必要的压力,确立正确的治疗心态,切忌急于求成。

5. 及时保持与调殆　及时采用固定保持或设计固定修复,改正不良习惯,防止 MTM 治疗后的畸形复发。

（二）小范围牙移动的适应证

小范围牙移动主要是局部的牙-牙槽骨的改建移动,其牙移动的范围及距离均应是有限度的,因此,在治疗病例的选择上应充分掌握其适应证,主要包括以下方面。

1. 美观考虑

（1）轻度前牙拥挤:由于牙量、骨量的轻度不调或上、下颌牙齿 Bolton 指数不调所致,往往可以通过扩弓或邻面去釉解除者。

（2）前牙间隙。

（3）个别前牙反殆。

（4）个别前牙扭转、错位:个别前牙的扭转、唇向、舌向、高位、低位等,但没有显著牙量骨量的不调者。如果需拔除多个后牙进行治疗,则应属于综合性正畸治疗范围。

（5）牙性前牙开殆主要针对长期不良习惯(如咬烟斗等)所致的开殆,但应注意不良习惯的纠正及保持,否则易复发。

（6）过大邻牙间隙(black space):主要是由于牙周疾病或增龄性变化,牙龈乳头及牙槽骨的过度萎缩所致,可以通过邻面去釉缓解者。

2. 牙周考虑

（1）创伤性殆:由个别前牙唇(舌)向错位造成创伤性殆,没有明显骨骼异常,牙弓内有排齐牙的足够间隙或间隙相差不大者,通过矫治使造成咬合创伤的错位牙、伸长牙,恢复其正常的位置和正常的生理性咬合刺激,可使牙周恢复其形态和功能。尤其是前牙创伤性深覆殆,由于伸长的下前牙咬在上前牙腭侧黏膜区,可造成上前牙根部的炎症及牙周组织的损害。对此,应通过竖直后牙或压低下前牙打开咬合,从而阻断其不利的牙周刺激和创伤。对有牙周吸收、有间隙、牙冠过长的下切牙,应尽可能关闭间隙、固定并磨减降低临床牙冠。

（2）倾斜的磨牙:由于牙轴倾斜,倾斜侧会形成假性牙周袋,继而导致牙槽骨的水平吸收。通过竖直牙轴,可重新恢复其正常的生理压力,避免造成进一步的牙槽骨吸收甚至牙齿丧失。

（3）其他:如因牙齿扭转、拥挤、错位等造成牙间隙,导致食物嵌塞、牙周乳头炎、牙龈炎的情况,也是 MTM 的适应证。

3. 配合修复治疗(见"修复前正畸治疗")。

（三）MTM 常用矫治方法

1. 活动矫治器治疗　适用于前牙反殆、个别牙扭转、错位等矫治,但不适用于牙位、牙轴的精细调整。

2. 固定矫治器的应用

（1）固定舌弓或腭托:磨牙带环的舌(腭)侧焊舌弓或腭托,在舌弓或腭托上附置弓簧、舌簧、牵引钩等可进行牙齿的唇(颊)向及近远中移动。适用于牙齿错位、扭转、倾斜等的矫治。该装置固定在舌侧,比较隐蔽,不妨碍美观。但缺点是调节施力及对口腔卫生的维护较困难。

（2）片段弓:适用于局部间隙的关闭、扭转、基牙的竖直改正等。片段弓多采用方形丝,以便进行力的调整和牙移动方向的控制。

片段弓在 MTM 中应用的注意事项:①托槽使用,尽量使用 0.022 英寸的双翼方丝弓托槽,便于早期使用较粗的弓丝和牙齿的扭转控;②非矫治牙托槽黏接位置是否早期直线化;③对于牙周病患牙注意使用轻力。

(3)局部牵引:首先在牙面黏接托槽或在唇面设计活动钩等装置,利用橡胶圈、弹力线、结扎钢丝等加力移动牙齿。适用于关闭前牙间隙。

(4)常规固定矫治器:即方丝弓、直丝弓、Begg 细丝弓等固定矫治技术。由于可以精细地调整牙齿在三维方向的移动,有利于支抗控制和设计,是最常用的 MTM 治疗方法。但该矫治方法需要医师有一定的正畸专门技能训练和设备才能顺利进行。

3. 功能性矫治器治疗

(1)平面导板:适用于牙性深覆𬌗的治疗,如下切牙过长。在𬌗力作用下通过平面导板压低并抑制下前牙生长,同时由于后牙脱离咬合接触,也有让后牙伸长的作用。但应注意,由于成年人关节及牙周的适应能力已不如青少年,平面设计不宜太厚,打开的高度不宜太大,特别是对于有牙周病的前牙,使用平面导板更应十分慎重和小心。

(2)斜面导板:常用的是下颌联冠式斜面导板。主要针对牙性前牙反𬌗、反覆盖小、反覆𬌗较深的病例及个别前牙反𬌗病例。要求患者牙周健康,同时矫治中应注意斜面角度的调整,并利于多个下切牙甚至后牙增加𬌗垫,以利于固位、支抗和减小创伤。

4. 其他

(1)邻面去釉(stripping):在某些牙扭转、拥挤的场合,可以通过少量的邻面去釉获得间隙。对于后期要进行修复的牙齿,可以根据情况进行较多量的片切以便于后期的牙面形态修复。

(2)正位器(positioner):一般用做常规全面正畸治疗的矫治后期,进行牙齿的小范围最后调整及保持。

(3)无托槽矫治器:其形态及作用原理类似定位器,系一种计算机辅助设计和制作的透明塑料活动矫治装置。该种矫治器在使用状态下包覆患者牙齿的牙冠部分,借助于矫治器与牙颌上相应牙齿位置的差别形成的回弹力,实现对牙颌畸形的矫治。适用于成年人轻度错𬌗患者的治疗。

第 4 节 成年人的综合性矫治

本节重点介绍在成年人综合矫治中,与青少年儿童正畸不同的部分,特别是成年人矫治中最常遇到的牙周病的正畸治疗问题及颞下颌关节病的正畸矫治问题。

一、成年人牙周病与正畸治疗

(一)适宜进行正畸治疗的牙周基本条件

牙周病不是正畸的禁忌证,但牙周病患者牙槽骨吸收应不超过 1/2,且必须在牙周病静止期,牙周炎症得到控制的条件下才能进行。特别对于中度、重度牙周病患者,一般要求牙周治疗后应观察 4～6 个月后,再酌情进行正畸治疗。有以下情况属于正畸禁忌证:①牙周治疗后,病损未得到控制;②牙周破坏累及根尖 1/3 或根分叉暴露;③Ⅲ度松动牙;④牙槽骨薄而脆,唇舌面可用手触及明显的牙根形态;⑤其他进行性疾病未得到控制的情况。

（二）正畸治疗对牙周病的作用

通过正畸治疗将拥挤的牙齿排列整齐,因上前牙前突及扇形移位造成的间隙被关闭,以及覆𬌗、覆盖、牙弓形态、咬合关系等恢复正常。可使牙齿的受力能正常传递至牙周,去除了咬合创伤和𬌗干扰,避免𬌗力的不平衡;同时恢复了正常的咀嚼功能刺激,有利于牙齿生理自洁、菌斑的控制、牙周健康的维护和修复。但是在正畸治疗过程中,由于矫治器的托槽及弓丝等装置对牙龈组织产生不良刺激,也不利于口腔的清洁卫生,常造成菌斑的堆积,加重牙周组织炎症。另外如果矫治力大小和方向应用不当,也可造成附着龈丧失、牙槽骨裂、穿孔、牙松动甚至脱落。

（三）牙周病患者正畸治疗原则

1. 全面系统考虑　多学科配合治疗,特别是与牙周科的合作。

2. 充足的支抗　必要时可考虑采用微种植支抗。

3. 策略性拔牙　拔除牙周及牙体损害严重的患牙,不强调对称拔牙。有时延迟拔牙可防止拔牙后牙槽骨的吸收变窄。

4. 选择合适的矫治器　多选择较小而易清洁的固定装置及设计简单的矫治方法,以利于菌斑的控制。操作中托槽黏结适度远离牙龈;去除多余黏结剂;带环尽量避免使用或使用时不要深入牙龈下;多用金属丝少用橡皮圈结扎;对非移动牙可暂缓黏结托槽等。

5. 应用正确的矫治力　正畸力要选用柔和而大小适宜的力,促进及诱导牙周组织的增生。对于需要整体移动而牙周支持组织减少的患牙,必须增加相应的对抗力矩来抗衡倾斜移动(因根部的牙周支持区域减少,使阻抗中心根尖向移动,同样的矫治力使牙冠倾斜移动较正常情况下大)。

（四）牙周病正畸治疗中的注意事项

1. 正畸治疗中的口腔卫生　正畸治疗中,牙周病患者保持口腔卫生非常重要,需对矫治中的牙周情况进行定期评价和牙周维护。

2. 获得正确合适的冠根比　对于牙槽骨吸收、临床牙冠增长的患者,由于牙周支持组织减少,阻抗中心向根尖方向移动,相对轻微的力就可能产生不利的牙移动。并且这类牙周患者多伴有创伤咬合,故治疗时应调磨牙冠高度,减小冠根比,使矫治力更靠近阻抗中心。冠根比的改善可使治疗后咬合力对牙周组织的创伤减小,有利于牙槽骨的改建,并有利于咀嚼功能的恢复。

3. 解除创伤𬌗建立新的牙尖交错位　常用前牙𬌗平面板,使牙脱离咬合,有利于牙齿在不受𬌗力的作用下整平、解除创伤𬌗及在一定的垂直高度上建立新的牙尖交错位。

4. 合理设计和应用弓丝　对有严重病损不需移动的患牙可不黏托槽,通过弓丝的弯曲,轻轻接触患牙,以控制其位置;对仅需前牙排齐,后牙区处于生理性的状态,不需移动的支抗牙,就没有必要改变其原有位置、变动后牙区咬合关系,可将后牙托槽沟黏成一线,以减小及避免弓丝放入后对后牙产生扭力;或将后牙区弓丝的形态随牙弓形态的弯曲调整,使其放入后牙槽沟后不对其产生力量。

5. 选用片段弓技术（segmented arch）　片段弓技术在牙周病患者的正畸牙移动中应用较多,主要用于:①不需要改变后牙咬合,仅要求排齐前牙、解除咬合创伤的患者;②因美观考虑或需先竖直后牙及排齐后牙的患者;③用于打开前牙咬合(图 9-1)。

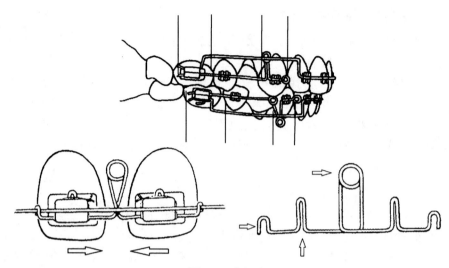

图 9-1　片段弓

6. 关闭前牙扇形间隙,重建切导　上切牙的内收移动宜采用弹性线拴扎或橡皮圈牵引等轻力滑动法。下切牙间隙的关闭应注意勿使其过度舌倾,并应尽量保持在牙槽骨松质中移动。缺牙间隙关闭后,出现三角形间隙者,可通过片切牙齿接触点、牙轴调整及修复等方法来改善。一般选用掩饰性好的腭杆加强支抗。

➡链接 ───────────────────────────────

片段弓技术

　　牙弓的片段化就是把上下牙弓分为前牙、尖牙、前磨牙、第一磨牙、第二磨牙五个部分,在各个部分应用各种各样的片段,以及多用途弓等来进行治疗。它的设计特点主要有:①运用多 loop 弓丝,合理使用加力单位;②使用附加闭隙曲的弓丝;③使用制动小圈,片段弓末端需要制作环圈;④合理使用推簧、拉簧或链状皮圈;⑤合理使用连续结扎或个别牙结扎技术。

───────────────────────────────

（五）牙周病正畸治疗后的保持

　　牙周病正畸治疗后的保持,与一般正畸患者的保持不同,牙周病正畸治疗后多需长期保持,且不允许保持时有过多的牙移动。常设计为个体化的夹板式保持器、舌侧丝固定保持器等。对多个下切牙严重病损者,在畸形矫治后除应调磨改善冠根比外,可采用尼龙丝连续结扎树脂黏接固定法,使咬合力共同分担,这样也有利于美观。另外,正畸治疗后的修复体也可视为一种长期保持器。

二、成年人颞下颌关节紊乱病与正畸治疗

　　正畸治疗既有助于治疗颞下颌关节紊乱病(temporomandibular disorders,TMD),也可以因为治疗不当,引发甚至加重颞下颌关节紊乱病。

（一）颞下颌关节紊乱病正畸治疗的目的

　　由于𬌗因素被认为是颞下颌关节紊乱病的主要致病因素,因此,通过对错𬌗的矫治,去除因错𬌗引起的口颌系统病理损害,从而改善、缓解和消除 TMD 的症状,使𬌗和颞下颌关节、咀嚼肌功能相协调。

（二）颞下颌关节紊乱病正畸治疗的适应证

正畸治疗 TMD 主要适于咀嚼肌功能紊乱阶段及如下情况。

（1）关节无不可逆的器质性损害。

（2）早期盘突失调（关节盘前移位、外移位、旋转移位）等，正畸治疗可以使盘突失调恢复正常，解除症状。

（3）对于关节盘附着松弛的错𬌗患者，可试做正畸矫治去除致病𬌗因素，利于关节的功能运动，但松弛的关节盘附着不能恢复正常。

（4）对已有关节器质性损害的错𬌗患者，如下颌运动范围正常，也可试做正畸治疗，但骨破坏正处于活动期者，则不能立即进行治疗。

（5）如有关节盘移位导致下颌运动受限的患者，不宜采用正畸治疗。

（三）颞下颌关节紊乱病的矫治原则

1. 首先去除病理性𬌗因素　TMD 的正畸治疗主要以解除症状为矫治目标。错𬌗畸形的矫治，强调去除咬合干扰及其他病理性𬌗因素，恢复咬合功能的有效接触和稳定。美观的考虑应放在其次，决不能为牙列美观而忽视咬合。

2. 选用合适的矫治力，慎用颌间牵引力　施加的正畸力应选择轻力及间歇力。尽量不用或少用以下颌做支抗的颌间牵引矫治力，特别是不应使用以下颌为支抗的口外力。过大的力及不当的施力方向可导致下颌颗突向上、向后及向前移动产生压迫关节的力，可能进一步损害 TMD 患者的已发生病变或正在发生病损的关节，将加速关节病损的进程，故应尽量避免。

3. 矫治后的𬌗必须能为颞下颌关节和咀嚼肌所适应　正畸治疗的目的是消除病理性𬌗障碍，重新建立咬合、肌力与关节的运动协调关系。通过矫治器引导，获得平衡协调的咬合运动，并建立稳定的𬌗接触。并使𬌗与颌位相协调，𬌗与咀嚼肌相协调。特别强调对于进行下颌前导治疗的成年患者，注意勿造成不稳定的双重咬合（dual bite）。

（四）颞下颌关节紊乱病的矫治方法

（1）对有肌肉痉挛、张口受限、关节疼痛的患者，应采用理疗及封闭治疗。

（2）戴入𬌗板后，颌间距升高，解除了𬌗干扰等激惹因素，髁突对关节盘及关节窝的压迫缓解，有利于修复组织创伤，调整𬌗位。常用𬌗板有：①松弛𬌗板，系前牙区𬌗板，适用于张口受限、深覆𬌗及磨牙症患者；②稳定𬌗板，覆盖全牙弓𬌗面，厚度不超过息止𬌗间隙，𬌗面平滑，用以调整下颌颌位；③再定位𬌗板，覆盖全牙弓𬌗面，要求为解剖式𬌗面，须在𬌗架上按重建的正常咬合位置制作。

（3）选择简单的矫正装置矫治可能引起 TMD 的错𬌗牙。成年人髁突生长已停滞，不宜再通过矫形治疗方法控制下颌生长及寄期望于关节的适应性改建。

（4）调改正中𬌗及非正中𬌗的干扰点。

（五）矫治中的注意事项

1. 出现新的𬌗干扰　成年人𬌗因长期代偿及磨耗，牙位及功能多已稳定。故牙移动后常出现早接触及咬合干扰。不仅可造成牙周创伤、牙松动，而且这种医源性𬌗因素如未及时进行调整去除且干扰严重者，可引发关节病。

2. 后牙区错𬌗未矫治　成年人矫治往往注重前牙美观而忽视后牙矫治。而后牙反𬌗、锁𬌗等病理性因素如果不矫治去除，常常是导致颞下颌关节病发展及加重的病因。

3. 咬合功能未恢复 成年人正畸治疗不仅应注意牙列解剖形态的排列,而且应注意咬合功能是否已恢复正常,如果仅排列整齐而咬合功能仍异常,如上切牙虽然整齐但舌倾、覆𬌗仍深,仍存在前伸运动𬌗干扰,牙磨耗过度垂直高度不足等,这些不良因素未去除,日久仍可复发关节病。

4. 施力不当 颌间牵引力过大,局部牙施力不当,导致个别牙升高或倾斜,造成𬌗干扰、𬌗创伤,可诱发关节病。但只要及时发现并改正,一般短期内可恢复正常。

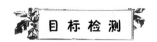

目 标 检 测

A₁ 型题

1. 下列哪一个不是成人正畸的矫治目标
   A. 一定要追求 I 类𬌗关系
   B. 注意前牙区的美观和协调
   C. 保障牙周的健康
   D. 去除咬合干扰
   E. 促进牙列的稳定性

2. 以下情况不属于正畸禁忌证的是
   A. 牙周治疗后,病损已得到控制
   B. 牙周破坏累及根尖 1/3 或根分叉暴露
   C. Ⅲ度松动牙
   D. 牙槽骨薄而脆,唇舌面可用手触及明显的牙根形态
   E. 其他进行性疾病未得到控制的情况

3. 以下哪一个不是牙周病患者正畸治疗的特点
   A. 选择易清洁的固定或活动矫治器
   B. 注意多科协作,特别是与牙周科的合作
   C. 不强调对称性拔牙
   D. 多用橡皮圈结扎
   E. 柔和而大小适宜的牵张力

4. 以下哪一个不是 TMD 成人牙颌畸形患者的正畸治疗原则
   A. 以恢复𬌗功能为主要目标
   B. 形成稳定的双重咬合
   C. 使用轻力和间歇力
   D. 不使用以下颌为支抗的口外力
   E. 不使用过大的 Ⅲ 类牵引力

A₂ 型题

5. 成人正畸的适应证
   A. 年龄从 18 岁起的成人牙颌畸形患者
   B. 牙周及牙列基本健康完整的成年患者
   C. 已有牙周病、失牙的但牙周健康基本控制的成年人
   D. 急性牙周炎患者
   E. 牙周袋深但牙周情况较好的成人患者

6. 下述哪些正畸技术可提高成人正畸治疗中患者的美观要求
   A. 选用较小的托槽
   B. 选用活动矫治器
   C. 选用透明的托槽
   D. 选用节段弓技术
   E. 选用口外弓技术

7. 下述哪些牙周损害是成人正畸的高危因素,不适合正畸治疗
   A. 牙周袋深的牙周病患者
   B. 牙周病治疗后,病损尚未得到控制
   C. 牙周破坏累及根尖 1/3 或根分叉暴露
   D. Ⅲ度松动牙
   E. 牙槽骨薄而脆,牙根形态明显并可用手触及

8. 正畸治疗对牙周病的治疗作用有
   A. 排齐牙列后,有利于生理自洁
   B. 排齐牙列后,有利于咬合的平衡与稳定
   C. 竖直后牙可消除牙的近远中牙周袋深度
   D. 排齐牙列后,有助于牙槽骨的骨重建
   E. 正畸治疗有助于改善患者的口颌不良习惯

9. 颞下颌关节紊乱的正畸治疗适用证
   A. 器质性病损严重的颞下颌关节紊乱
   B. 结构紊乱的颞下颌关节紊乱
   C. 严重的关盘移位的颞下颌关节紊乱
   D. 有致病合因素障碍的患者
   E. 关节无不可逆器质性损害的颞下颌关节紊乱

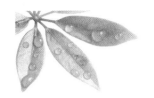

第 **10** 章

正畸治疗的护理及口腔保健

1. 釉质脱矿的含义、好发部位及病因。
2. 正畸治疗中牙周组织损害的原因。
3. 正畸治疗中口腔护理的内容。
4. 轻度釉质脱矿再矿化的方法。

我们对正畸治疗的关注焦点通常在治疗过程和疗效上,对正畸治疗中的口腔护理并未足够重视。釉质脱矿及牙周组织损害是治疗中容易出现的问题。如果在正畸治疗中采取一些护理措施,完全可以避免以上问题的发生。

第1节　正畸治疗中的釉质脱矿

一、病　　因

(1) 由于固定矫治器很长一段时期存在于口腔中,造成牙面清洁的困难,若患者不能及时或不能完全清除牙面菌斑,就会形成致龋内环境,打破牙釉质表面脱矿和再矿化的平衡,导致釉质脱矿。

(2) 上颌前牙区域远离唾液腺的开口处,菌斑中产生的酸性物质不易被稀释;侧切牙牙冠小,黏结托槽后,暴露的牙面更少,若在托槽间放置钩、曲,就易造成食物堆积,出现难以清洁的情况,造成致龋内环境,导致釉质脱矿。

(3) 一些唾液分泌不足,质地黏稠的患者是釉质脱矿的高危人群。

(4) 固定矫治器改变了龈上菌斑的生存环境,菌斑中钙磷离子含量下降,影响再矿化过程,同时变形链球菌的数量和比例增加。

(5) 黏结过程酸蚀区域过大;未清理干净托槽黏结后的多余黏结剂,形成"飞边",造成菌斑堆积。

二、患 病 情 况

研究报告显示,在无预防措施的情况下,正畸患者出现釉质脱矿的情况高达50% ~ 60%,无性别差异。多数患者出现的是轻中度脱矿,极少数是重度脱矿,甚至出现龋洞。若采取一些防治措施,出现釉质脱矿的情况会下降30% ~ 40%;而能够配合使用0.05% 氟化钠溶液漱口,注重自身口腔卫生的患者,没有发生釉质脱矿的情况。

三、好 发 部 位

临床调查显示,上颌前牙区域最易发生釉质脱矿,以侧切牙为甚,其次是下颌尖牙和前磨牙。总体上看,上颌较下颌严重。已经松动的带环内包裹的牙面也是好发部位,不过,使用玻璃离子黏固剂黏结带环可以明显降低患病率。就单颗牙而言,托槽的周围釉质,特别是龈方釉质是好发部位。

四、临 床 表 现

固定矫治器广泛应用于正畸治疗领域,在治疗过程中或拆除矫治器时,可以在牙齿的唇颊面发现形态不规则的白垩色斑,这就是釉质脱矿。其实质是釉质的早期龋,若脱矿严重,釉质表层剥离,就出现明显的龋损。但在拆除矫治器后,由于治疗过程中的致龋内环境改变,伴随唾液中钙磷离子对脱矿区域的再矿化,白垩色斑会变浅。在相当长的一段时间里,白垩色斑不会完全消失。

第2节　正畸治疗中的牙周组织损害

一、病　　因

(1) 口腔卫生不易保持,菌斑滞留量大。

(2) 带环对牙龈的机械刺激。

(3) 带环放置后,龈下菌斑中厌氧菌种类、数量增多。

(4) 过多的黏结剂刺激牙龈。

(5) 牙齿移动中的𬌗创伤与慢性牙周炎并存,会导致附着龈丧失、牙槽骨吸收和牙龈退缩。单纯的𬌗创伤不会导致附着龈丧失。

(6) 正畸治疗中不适当的牙齿移动。

(7) 关闭拔牙间隙出现皱褶和增生。

二、患 病 情 况

青少年患者约50%在正畸治疗期间出现牙龈炎症,成年人患病率低。国外调查10%的患者出现附着龈丧失。

三、好 发 部 位

后牙较前牙易患,且程度更严重。拔牙部位发生附着龈丧失的可能性要高。

四、临 床 表 现

正畸治疗中的牙周组织损害主要是牙龈炎症,表现为牙龈红肿、探诊出血。一般情况下,这种表现是暂时性的,随着治疗结束,牙周组织能恢复健康,不会有永久性损害。只有极少数患者发展为牙周炎。

第3节　口腔健康教育及保健护理

解决正畸治疗中出现的釉质脱矿和牙周组织损害问题,最重要的是预防工作。遵循预防为主、防治结合的原则,才能最大程度的缓解治疗中出现的不良倾向。

一、口腔健康教育

从病因学角度看,导致釉质脱矿和牙周组织损害问题的主要原因,是患者忽视自身的口腔卫生保健,未能及时清洁牙面菌斑,以及某些不良饮食习惯(主要指在两餐之间或睡前进食含蔗糖的食物或饮品)。因此,对患者的口腔健康教育尤为重要,教育的重点是如何控制菌斑和改变不良习惯。这一工作由口腔助手协助正畸医生或正畸医生与护士来完成。

要提高患者对菌斑控制重要性的认识,对未成年患者,应取得家长的理解和配合。治疗前提出要求;治疗中反复督促,加强指导,并做好病历记录;对于极少数不能合作患者,应暂时停止直至终止治疗。

●链接

国外口腔健康教育

口腔健康教育的重点是教会患者如何在矫治中控制菌斑和改变不良的饮食习惯。在发达国家,口腔健康教育已经成为正畸治疗不可或缺的组成部分,在患者进行治疗前就开始系统的健康教育。主要是向患者讲解保持口腔卫生的重要性,介绍菌斑在牙体牙周疾病中的作用,指导正确的刷牙方法等;在以后的复诊中,监控患者口腔卫生状况,对其口腔卫生行为进行指导,推荐使用防护用品等。这一工作主要由口腔卫生士协助正畸医师来完成。

二、口腔保健护理

(一) 正畸治疗前的准备工作

仔细检查患者的口腔卫生状况和存在的牙体、牙髓和牙周疾病。对牙体、牙髓疾病应有完善的治疗,必要时进行修复治疗;年轻磨牙可以做窝沟封闭术;牙周做洁治或系统治疗,病情稳定后进行矫治。

(二) 菌斑的控制

控制菌斑是预防正畸治疗中釉质脱矿和牙周组织损害的最有效方法。

1. 刷牙和口腔冲洗　早晚刷牙是主要方法,有条件午餐后也刷牙。目前,推荐改良 Bass 法刷牙(图 10-1),选用的刷头要小,刷毛硬度中等。国外资料显示电动牙刷比普通牙刷清除菌斑的效率高。

2. 专业清洁　根据患者的情况定期进行专业清洁护理。

3. 局部使用药物辅助保健　研究表明:

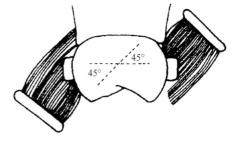

图 10-1　改良 Bass 法

0.12% 氯己定(洗必泰)溶液含漱后,正畸治疗患者的菌斑指数明显下降,可以短期使用。用含氟化亚锡牙膏刷牙也对菌斑指数的下降有明显疗效。但以上两种药物长期使用可能造成牙面色素沉着,须专业清洗去除色素。现在推荐使用含三氯羟苯醚的牙膏,可以避免以上问题。

(三) 氟化物的局部使用

局部氟化物的使用可以防止釉质脱矿,对已发生脱矿者可以阻止其发展,促进釉质再矿化。正畸治疗中有以下措施。

（1）使用氟化物（NaF、SnF₂、SMFP）牙膏刷牙,配合低浓度含氟溶液（0.05% NaF、0.4% SnF₂）漱口。

（2）黏结托槽后,局部隔湿后使用氟凝胶（1.23% APF、2% NaF、0.4% SnF₂）、氟泡沫处理牙面 5 分钟,或将氟涂料直接涂在牙齿的唇颊面。每半年进行一次专业清洁护理。

（3）使用玻璃离子黏固剂黏结带环,玻璃离子可以缓慢释放氟离子,同时还能从高氟环境（含氟牙膏）吸收氟离子并再次释放。

（四）调整和规范一些正畸操作

使用酸蚀凝胶,控制酸蚀面积;清除黏固剂"飞边";选择合适带环;不要过度开展牙弓;直接黏结颊面管等。

三、对脱矿病损和牙周组织损害的治疗

轻度的釉质脱矿可以通过再矿化方法促进釉质再矿化。当脱矿釉质外环境氟离子浓度较低时,对釉质再矿化有利;而外环境氟离子浓度较高时,由于脱矿釉质表层迅速的再矿化,阻塞了钙磷离子进入脱矿病损深层的通道,对釉质再矿化不利。因此,处理釉质脱矿的白垩斑时,不要使用较高浓度的氟化物制剂。对于较为严重的病损,可以磨除少许釉质（约0.1mm）后,用氟化物制剂处理。对于出现龋洞时,则应及时充填治疗。对牙周组织炎症反应明显,增生较重者,应首先进行牙周病治疗,必要时行龈切术。

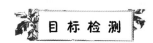

目 标 检 测

1. 使用玻璃离子黏固剂黏结带环,是因为玻璃离子可以缓慢释放_____离子。

   A. 氯   B. 氟

   C. 氧   D. 氮

   E. 钙

2. 临床调查显示,_____区域最易发生釉质脱矿。

   A. 下颌牙   B. 下颌后牙

   C. 上颌前磨牙   D. 上颌前牙

   E. 下颌前磨牙

3. 预防正畸治疗中釉质脱矿和牙周组织损害的最有效方法是

   A. 晚上刷牙   B. 控制菌斑

   C. 常用漱口水   D. 经常超声洁治

   E. 不定期治疗

4. 以下说法错误的是

   A. 轻度的釉质脱矿可以通过再矿化方法促进釉质再矿化

   B. 当脱矿釉质外环境氟离子浓度较低时,对釉质再矿化有利

   C. 处理釉质脱矿的白垩斑时,应该使用较高浓度的氟化物制剂

   D. 较为严重的病损,为避免破坏釉质,直接用氟化物制剂处理较好

   E. 出现龋洞时,则应及时充填治疗

5. 以下说法,哪些可能导致釉质脱矿和牙周组织损害问题

   A. 患者忽视自身的口腔卫生保健

   B. 清洁牙面菌斑不及时

   C. 两餐之间或睡前进食含蔗糖的食物或饮品

   D. 忽视对患者的口腔健康教育

   E. 未取得未成年患者家长的理解和配合

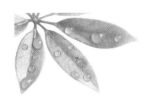

第 **11** 章

保　　持

1. 矫治后保持的原因。
2. 保持的种类、时间及方法。
3. 预防复发的方法。

　　矫治后的保持是正畸治疗过程中的一个重要阶段,是防止畸形复发和维持矫治后形态与功能稳定的最有效措施,它决定着正畸矫治的成败。故要求学生深刻认识和理解错𬌗畸形的病因机制和矫治原理,认识矫治后期保持阶段的重要性。制定合理的保持计划,采取科学、合理、有效的保持方法,维护来之不易的矫治效果。

第 1 节　保持的概念

一、定　　义

　　保持(retention)就是为了巩固错𬌗畸形治疗后的效果而采取的措施,是错𬌗畸形矫治过程中不可缺少的一部分。错𬌗畸形通过正畸治疗后,牙齿、牙周组织、颌骨、口周肌、关节等组织,在各种机械力、功能力、磁力等矫治力的作用下,最终达到最初设计的目的。这实际上是从一个原有的稳定状态到了另一个不稳定状态,要使这个不稳定状态最终达到结构与功能稳定、协调一致,需要一定的时间,这个过程就是保持阶段,这样才能保持矫治效果的稳定并防止复发。保持的效果决定着正畸矫治的成败,因此,在错𬌗畸形的诊断和治疗计划中应对保持予以充分的考虑。

> ●链接
>
> #### 口腔患者康复阶段的心态
>
> 　　口腔患者在康复阶段常可产生以下三种心态:一是情绪紧张,患者常可出现心烦、紧张、焦急,严重者可出现失眠。二是疑虑失望,患者常会对治疗效果产生疑惑和失望,并容易受到周围环境的影响。三是恼怒偏激,患者对治疗效果期望值过高,在康复期轻者会出现失望、埋怨、忧郁、悔恨,重者可出现恼怒、漫骂、威胁医务人员。针对口腔患者在康复阶段的心态,作为医生应该根据患者不同的心态给予耐心的解释说明,让患者充分了解治疗的全过程,使患者能以正确的态度对待自己的问题,创造良好的氛围,让患者在轻松的环境和气氛中以正常、健康、乐观的心态对待康复过程。

二、矫治后保持的意义

　　1. 肌动力平衡尚未建立　　在错𬌗畸形的形成过程中,除牙、颌、面表现出形态和功能上的异常外,咀嚼器官的肌系统及许多相关组织,都随着畸形的发生和发展,形成了与畸形相适应的肌动力平衡,如远中错殆有远中错殆的肌动力平衡,近中错殆有近中错殆的肌动力平衡。错殆畸形的矫治在改变牙、牙弓或颌骨位置的同时,也破坏了畸形的肌动力平衡,但畸形形态矫治的完成往往早于功能和动力的改建,也就是说,原有的肌动力平衡已被破坏,而新的肌动力平衡的建立仍需一定的时间,旧的肌动力平衡仍会对矫治效果产生影响和破坏,导致错殆畸形的复发。所以,正畸矫治结束后,必须给予充分的时间保持矫治后的新位置和新形态,待肌系统改建的完成,使得旧的肌动力平衡彻底破坏,建立新的肌动力平衡。

⊙链接 ──────────────────────────────

正畸治疗中的殆力、细胞和牙周膜改建

牙周膜是位于牙根与牙槽骨之间的结缔组织,不断承受、支持、传递和分散牙传来的殆力,并在殆力的作用下激活内部各种效应细胞的生物代谢活性,使牙周膜的改建受到影响。机械应力的作用可以直接导致细胞及细胞骨架发生改变,从而使之从牙骨质侧向中央迁移,细胞骨架的改变可导致其形态的改变,而细胞形态的改变又可引起细胞功能的变化,从而导致一系列的生化反应。$0.1×10^{-5}$应变值为诱发牙周膜改建的最低阈值。

2. 牙周膜纤维张力尚未恢复平衡　错殆畸形矫治时,由于矫治力的作用,使得牙周组织(牙龈、牙周膜、牙槽骨等)发生了改建,牙周膜间隙增宽,牙周膜中的主纤维束扭曲变形,导致牙齿位置发生改变。但在牙周膜纤维结构新的张力平衡未建立之前,牙齿仍不能稳定于新的位置上,尤其是扭转牙更易复发。因此,必须进行保持,以期待牙槽骨改建的完成,牙周膜间隙恢复正常,牙周膜纤维的张力建立新的平衡。

3. 殆的平衡尚未建立　在错殆畸形的矫治过程中,改变了上下颌牙、牙弓或颌骨的位置关系,破坏了建立在错殆基础上的异常殆关系,建立新的殆关系。但在上下颌牙的牙尖斜面关系未经咬合调整达到稳定的咬合接触关系之前,牙齿与牙弓的位置均有复发的趋势。因此,必须通过一定时间的自然咬合磨耗或人工调殆手段而建立新的平衡殆。

4. 口腔不良习惯尚未完全破除　口腔不良习惯是导致错殆畸形的原因之一。在矫治各种错殆畸形的同时,应对口腔不良习惯进行彻底地破除,否则容易导致错殆的复发。因此,矫治结束后必须保持到口腔不良习惯彻底改正为止。

5. 生长型　处于生长发育期不同的个体,其颌面部的生长都有一定的生长趋势和特异性,这就是生长型的概念。正畸治疗一般都是在生长发育期进行的,在这个阶段如果能充分利用自身的生长潜力并进行正确的诱导,有助于矫正各种错殆畸形。同时,生长发育尚未完成之前,患者都有不断对其原生长型进行表达的趋势,而导致错殆畸形的复发。在颌面部的生长发育过程中,宽度的发育最早完成,其次是长度的发育,最后完成的是高度的发育。因此,在制定保持计划时,必须考虑到生长型可能对矫治效果产生的影响,有针对性地设计保持方法和保持时间。

6. 第三磨牙的萌出　虽然根据一些临床观察,上下颌第三磨牙,尤其是前倾和水平阻生的第三磨牙在萌出过程中,可能对牙弓有向前挤压的力量,从而引起一些错殆畸形,如上颌前突、下颌前突、前牙拥挤等的复发,但是,目前国内外相关的研究尚不能证实以上观察。所以,临床上是否需要预防性拔除第三磨牙尚存在较大的争议,但可以注意观察其萌出情况并做相应处理,以得到稳定的治疗效果。

三、影响保持的因素

1. 牙齿的大小、数目、形态及牙尖交错关系　牙齿的大小不调,不仅影响正常咬合关系的建立,还影响矫治后的保持;牙齿的形态、数目异常均可造成上下牙齿宽度比例失调,妨碍正常咬合关系的建立;稳定的殆关系为广泛的牙尖交错关系,如尖对尖的轻度远中关系则不利于矫治后的保持,容易复发。所以矫治后的殆关系直接影响到矫治后牙齿及牙弓的稳定性。

2. 牙齿的邻接关系　正常殆牙齿间的邻接,可以抵抗来自咬合的压力及肌肉压力,矫治后如果牙齿邻接关系遭到破坏,将影响到牙弓的稳定,出现新的错殆畸形。因此,矫治后建立良好的牙齿邻接关系有利于保持。

3. 殆关系的平衡　矫治后虽然恢复了正常的殆关系,但仍可能存在个别牙的接触不良或早接触,因此,在矫治过程中应注意调整殆关系,通过调殆的方法去除早接触点,建立殆关系的平衡,提高咀嚼功能。

4. 牙弓大小与基骨的关系　牙弓的大小应与基骨相适应,矫治后牙弓只有位于基骨上,才能保持稳定。矫治后如牙弓大于基骨,牙齿位于基骨外,则容易产生复发。因此扩大牙弓应以不超过基骨为度。

5. 牙周软、硬组织的健康状况　牙齿的支持依靠牙周膜和牙槽骨。牙齿借助于牙周膜纤维直立于牙槽窝内,正常健康的牙周膜对矫治后牙齿的稳定非常重要。如在矫治过程受力过大,牙周膜内细胞代谢紊乱、活力降低,甚至出现牙周膜的变性、坏死则不利于牙齿矫治后的保持。牙槽突发生病变,牙槽骨不能支持正常的咀嚼压力,不利于矫治后牙齿的保持。牙周病的患者,由于牙槽骨过度吸收而增加了保持的难度,甚至需要长期保持。

6. 肌功能状态　口周肌肉的协调对维持矫治后的牙齿的位置及殆关系是非常重要的。在矫治过程恢复咀嚼肌、颜面肌、唇颊肌及舌肌的正常功能,使其压力协调,有利于保持牙齿位置和咬合关系的稳定,从而达到防止错殆复发的目的。

7. 机械因素　错殆矫治后,一般需要采用保持器进行保持,保持的设计与否,往往会影响到保持效果。

8. 保持时限　由于患者的年龄、错殆类型、病因、矫治方法、牙周与基骨条件、矫治后的咬合关系等存在着较大差异,因此保持的时间不能统一。但临床上矫治后不进行保持或仅进行短期保持的病例,其复发是非常明显的。而保持时间较长的病例,可大大减少复发。

第2节　保持器的类型

一、保持的种类

1. 自然保持　采用自然力(口周肌力、咬合力等)来保持由于矫治移动所达到新咬合状态的稳定的方法,称为自然保持(natural retention)。而不再需要佩戴保持器。自然保持的方式有以下几种。

(1)借助肌功能保持:去除影响牙弓和颌骨发育的异常肌功能因素,加强不足的肌功能训练,如纠正由于口呼吸造成的唇肌功能不足,吐舌和异常舌吞咽习惯者舌体对前牙区的压力,建立平衡、稳定的肌功能环境对保持牙齿的位置和咬合关系非常重要,可达到自然保持,防止复发的目的。

(2)借助咬合关系及邻牙接触关系保持:正常的咬合关系及邻牙的接触关系是保持和稳定牙齿位置非常重要的因素。因此,在矫治过程中,对于因个别牙齿形态或位置造成的咬合创伤或早接触点,应及时去除,以达到新的殆平衡,有利于保持。

（3）借助牙周软、硬组织保持：牙齿的支持靠牙周膜及牙槽骨，牙槽突的生长依赖于牙齿的发育，牙周膜的结构和功能状态又在维持牙齿的位置，保持牙齿正常行使咀嚼功能方面起着重要的作用。因此，正常健康的牙周软、硬组织对矫治后牙的稳定性非常重要，有利于牙齿矫治后的保持，牙槽突的健康状况对矫治后的保持也有一定的影响，如佝偻病患儿，由于牙槽突发育不良，常不能承受正常的咀嚼压力，也不利于矫治的保持。

（4）借助减数保持：恰当的选择减数矫治，也是一种加强保持、预防复发的方法，如下颌前牙拥挤，拔除一个或两个切齿进行矫治，更有利于保持。

正畸矫治的最终目的是依靠自然保持来维持矫治后的效果，但在形成自然保持状态之前，机械性保持是必要的。临床上错𬌗畸形矫治后，若直接进入自然保持的状态，效果常不稳定，基本上所有病例需先进行各种方式的机械性保持。

2. 机械保持　在未能达到充分的自然保持时，为了形成自然保持状态而应用机械保持的方法称为机械保持（mechanical retention），使用机械保持的装置称为机械性保持器，或简称为保持器。

二、保　持　器

机械保持器是一种用来保持临床矫治效果，防止复发的机械性装置。

（一）保持器应具备的条件

（1）不妨碍口腔的正常生理活动和功能。

（2）不影响𬌗、颌、面的正常发育。

（3）容易摘戴、清洁，不影响美观。

（4）结构简单，容易调整、不易破坏。

（二）保持器的种类

1. 活动保持器（removable retaining appliance）

（1）标准的 Hawley 保持器：由 Hawley 医生于 1920 年设计，因其具有结构简单、制作容易、保持效果稳定的特点，在临床上得到广泛使用，是目前临床最常用的一种可摘保持器（彩图 40）。它由双曲唇弓、一对磨牙卡环及塑料基托组成（图 11-1）。双曲唇弓与前牙轻轻接触而无压力，卡环应有良好的固位作用，基托可以覆盖全部硬腭，也可做成马蹄形。适用于唇向错位或舌向错位牙矫治后的保持。对于深覆𬌗的病例矫治后，可在保持器上颌切齿的舌侧放置平面导板，使下颌切齿与平面导板接触，来保持前牙深覆𬌗的矫治效果。

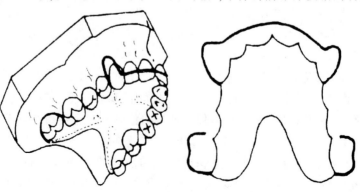

图 11-1　Hawley 保持器

（2）改良式 Hawley 保持器：对于拔除第一前磨牙的病例，由于标准的 Hawley 保持器的双曲唇弓，横过尖牙的远中外展隙刚好位于第一前磨牙的拔牙间隙处，会对拔牙间隙产生不利影响，为此学者们相继设计出了几种改良式 Hawley 保持器。

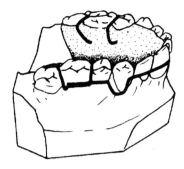

图 11-2　改良 Hawley 保持器 I 型

1）改良 Hawley 保持器 I 型：它是由双曲唇弓、一对磨牙箭头卡环及塑料基托组成（图 11-2）。将唇弓焊接在磨牙箭头卡环的颊侧桥体上，有利于间隙的关闭和保持。常用于第一前磨牙拔除的病例。

2）改良 Hawley 保持器 II 型：它是由一个上颌腭部、下颌舌侧的塑料基托及一个包埋于牙弓两侧最后磨牙远中面基托内的长双曲唇弓组成（图 11-3）。唇弓在牙弓的两侧各弯制一个垂直曲，调节唇弓的垂直曲即可使保持器获得固位，并使在唇弓范围内的各个牙齿保持稳定。由于双曲唇弓没有越过咬合面的部分，所以适用于咬合较紧的情况及多数牙移动后的保持。

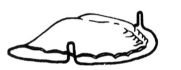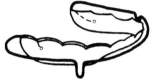

图 11-3　改良 Hawley 保持器 II 型

3）改良 Hawley 保持器 III 型：它是由双曲唇弓、固位卡环及基托组成。将唇弓通过侧切牙和尖牙之间进入腭侧基托，并在双曲唇弓的远中臂上焊接一段钢丝横过尖牙唇侧面，以控制尖牙向唇侧移动，有良好的保持作用（图 11-4）。适用于初诊时尖牙唇侧错位的患者。

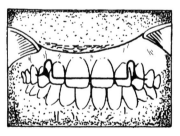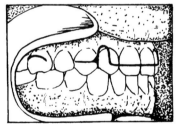

图 11-4　改良 Hawley 保持器 III 型

（3）牙齿正位器（positioner）：牙齿正位器最早由 Kesling 设计，作为一种具有可微量调整牙齿位置的保持器使用。它是用软橡胶或弹性塑料制作的一种上下颌整体式保持器，覆盖所有牙齿的牙冠部（图 11-5），有利于咬合关系及牙位的稳定。适用于有一定生长潜力的患者矫治后的保持。一般正位器每天晚上戴用，白天至少应戴用 4 小时。由于正位器体积较大，有呼吸功能障碍的患者应慎用。牙齿正位器目前多使用预成品，也可自行设计制作。

（4）功能性保持器（functional retainer）：功能性保持器的特点是通过传递和转移口腔周围环境中的功能力量，抑制或刺激骨骼的生长过程。对于在生长发育期进行功能性矫治的患者，为防止随着生长发育的进行而导致的错𬌗畸形复发，应用结构简单的功能性保持器

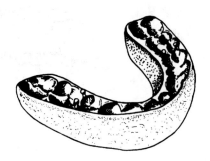
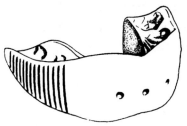

图 11-5　正位器

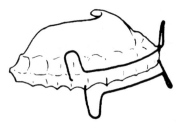

图 11-6　功能性保持器

是一种可靠的保持方法。Andreson 首先设计了可用于保持的功能性保持器,是由将上下牙弓连在一起的塑料基托整体及上下颌两个双曲唇弓组成(图 11-6)。

（5）颏兜:在严重开𬌗及下颌前突畸形矫治后,由于上下颌骨仍在生长发育过程中,且存在着差异性生长,应用可摘保持器对矫正后牙进行保持的同时,需要对下颌的继续发育进行控制,颏兜是最有效的方法之一(图 11-7)。

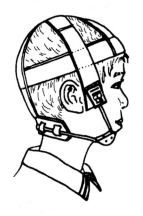
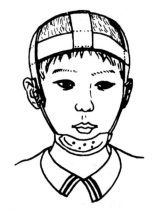

图 11-7　颏兜

（6）负压压膜保持器:即透明保持器(图 11-8,彩图 41),由弹性塑料制作而成,覆盖所有牙列的牙冠,适用于咬合关系及牙位稳定的患者,保持效果良好。压膜保持器外形美观,体积较小,目前临床应用广泛。

2. 固定保持器(fixed retaining appliance)　固定保持器是用各种固定装置并黏结在牙齿表面来进行保持,保持效果稳定、可靠,适用于长期或终生保持的情况。

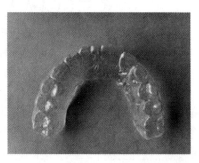

图 11-8　负压压膜保持器

（1）固定唇弓或舌弓保持器:根据保持的需要,在两侧第一磨牙带环上焊接与牙齿舌面或唇面接触的舌弓或唇弓(图 11-9),用于牙弓长度或宽度矫治后的保持。

（2）下前牙区舌侧固定保持器:有以下两种形式。

1）尖牙间带环式固定保持器：在下颌两侧尖牙上做带环，用不锈钢丝做舌侧固定丝，将舌侧固位丝的末端焊接于尖牙带环的舌面，舌侧丝位于下前牙舌面的舌隆突上方并与其相接触（图11-10A）。此种保持不易脱落、丢失。

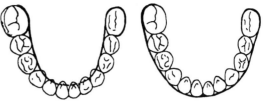

图 11-9　固定舌弓和唇弓保持器

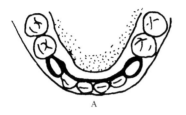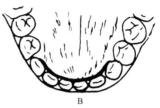

图 11-10　下前牙区舌侧固定保持器

A. 带环式；B. 黏结式

2）尖牙间黏结式固定保持器：将下颌两侧尖牙之间的固定舌侧丝直接黏结在尖牙的舌隆突上，舌侧丝的两端弯制成钩状以增加固位（图11-10B）。此种保持器避免了带环因素造成的菌斑沉积，而且将所有的下切齿连接在一起，当下前牙拥挤不拔牙矫治后，尖牙间的固定舌弓常需使用到第三磨牙萌出或拔除后。

（3）黏固式前牙舌侧固定保持器：可用麻花丝制作尖牙间黏固式保持器（图11-11）。麻花丝可提高黏固材料的固位力，用直接黏结法将弓丝黏结于所有前牙的舌侧，可有效地防止个别前牙矫治后的复发。

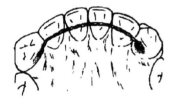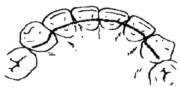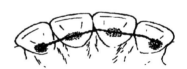

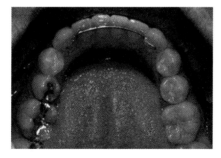

图 11-11　黏固式前牙舌侧固定保持器

（4）针对上中切牙间隙的固定舌侧保持器：对于由于唇系带附丽过低、多生牙等原因造成的上颌中切牙间隙，正畸矫治器很容易复发，应用固定保持器装置进行长期保持。通常用麻花丝弯制与上中切牙舌侧贴合的固位丝，用结扎丝环绕两中切牙的颈部结扎使其靠拢，然后将结扎丝经牙的邻面接触点用复合树脂黏结，黏结的位置应在舌隆突以上，以防造成殆干扰(图11-12)。

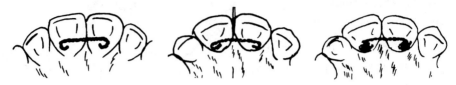

图 11-12　上颌中切牙间隙固定舌侧保持器

三、保持的时间

戴用保持器的时间与患者的年龄、健康状况、错殆的病因、类型、程度、矫治方法及矫治持续的时间等多种因素密切相关。矫治后保持所需要的时间也有较大的差别。一般可以是从数月至数年,从长期到终生的情况都有。

根据 Angle 的原则,上颌切牙的舌侧错位等,可考虑不保持,如个别前牙反殆、间隙足够、位置正常;上颌前突,上前牙间隙、深覆殆、扭转牙矫治及萌出期间移动的牙需进行有限时间的保持;对于扩弓矫治,特别是下颌牙列扩弓矫治,大量广泛的牙间隙,殆关系正常时的上中切齿间隙等矫治后则需要长时间保持,如有不能控制的唇、舌等不良习惯,更有必要进行长期保持。

一般将整个保持时间分为两个阶段,第一阶段为必戴期,即要求患者在矫治完成后最初的 6~12 个月内,白天和晚上都戴用保持器;第二个阶段为过渡期,即后 6 个月内,可采用白天停、晚上戴或昼夜隔日戴;再后 6 个月内为隔日晚上戴或每 3 天戴一次,再逐渐减为每周戴一次。如此逐渐减少保持器的戴用时间,直到牙齿的位置稳定为止。在过渡期内,应密切观察矫治效果的稳定情况,以决定是否延长保持时间。

● 链接

口腔医师审美修养的培养与提高

一名口腔医师的个人素质修养主要包括思想文化、专业技能、身体素质和审美境界等方面的修养。其中审美境界的修养主要包括审美知识的积累以及审美感受能力和创造能力的提高,审美修养需要通过长期学习,教育积累及自身修炼而成,是后天获得的,是个人世界观和人生观的外在体现。口腔医疗工作技巧性很强,许多治疗(义齿修复、颌骨整形、错殆矫治)都可看成医师的"艺术作品",艺术作品的好坏取决于医师的审美境界、审美经验、审美创造力及审美想象力。要想成为一名成功的口腔医师,必须从自身的体验中发现审美差异,不断总结经验提高专业审美能力,从而完成美的创造。

第 3 节　复发的预防

一、牙齿的过度矫治

牙齿的过度矫治(overcorrection)对一些严重且容易复发的牙颌畸形是一种有效预防复发的方法。如前牙深覆殆或开殆的病例,应矫治到超过正常覆殆的程度,扭转牙也需要进行过度矫治。

二、早 期 治 疗

在颌骨生长发育的快速期,机体的代谢活动较活跃,组织的改建能力较强,比较容易在短时间内取得稳定的矫治效果。对于各种牙颌畸形,早期发现、早期诊断并采取及时有效的治疗方法进行早期治疗,阻断畸形的进一步发展,是防止畸形复发的重要手段之一。

三、牙颈部周围纤维切断

严重扭转牙矫治后,仅靠机械的保持往往不能得到稳定效果,这种情况可对该牙进行牙颈周围纤维切断,以减少保持时间,防止复发。

四、永久性保持

有的病例即使延长戴保持器的时间,也不能防止复发,临床上可采用固定或可摘修复体作为永久性保持器进行永久性保持。如畸形钉状侧切牙,上中切齿间隙、严重扭转牙及恒牙缺失等。

五、正 颌 外 科

严重或有明显遗传倾向的错𬌗畸形,如下颌前突及开𬌗等,仅进行机械性矫治难以使错𬌗得到彻底改善,往往需要进行正颌外科手术治疗。

六、口腔不良习惯破除

在保持器去除前,必须完全破除口腔不良习惯,如咬唇、吐舌等,才能防止复发。

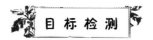

目 标 检 测

1. 以下不属于正畸后的需要保持原因是
   A. 肌动力平衡尚未建立
   B. 牙周膜纤维张力尚未恢复平衡
   C. 𬌗的平衡尚未建立
   D. 口腔不良习惯尚未完全破除
   E. 牙列尚未排列整齐
2. 复发的预防措施有
   A. 牙齿的过度矫治
   B. 正颌外科
   C. 口腔不良习惯破除
   D. 早期治疗
   E. 永久性保持
3. 以下属于机械保持的是
   A. 借助肌功能保持
   B. 借助咬合关系及邻牙接触关系保持
   C. 借助牙周软、硬组织保持
   D. 负压压膜保持器
   E. 借助减数保持

4. 以下哪一类情形在正畸治疗后可以考虑不保持
   A. 上前牙间隙
   B. 不能控制的唇、舌等不良习惯
   C. 扩弓矫治
   D. 上颌前突
   E. 个别前牙反𬌗、间隙足够、位置正常
5. 以下说法不正确的是
   A. 改良 Hawley 保持器Ⅰ型常用于第一前磨牙拔除的病例
   B. 改良 Hawley 保持器Ⅱ型适用于咬合较紧的情况及多数牙移动后的保持
   C. 改良 Hawley 保持器Ⅲ型适用于初诊时尖牙唇侧错位的患者
   D. 针对上中切牙间隙的固定舌侧保持器,黏结的位置应在舌隆突以下
   E. 对一些严重且容易复发的牙颌畸形,过度矫治是一种有效预防复发的方法

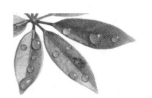

《口腔正畸学》教学基本要求

（74 学时）

一、课程性质和任务

　　本教材主要供口腔医学和口腔医学技术专业的专科学生使用。从叙述用语、内容的深度等方面，均考虑到学生的承受能力和实用性。让学生理解口腔正畸的基础理论，各类矫治器的组成和制作技能是学习重点，常见错𬌗畸形的诊断及矫治方法是学习难点。

二、课程教学目标

（一）知识教学目标

口腔正畸的基础理论。

常见错𬌗畸形的病因机制。

常用矫治器的制作方法及矫治技术。

常见错𬌗畸形的临床表现、诊断分类及矫治方法。

（二）能力培养目标

培养学生检查诊断能力，初步制定科学合理的矫治计划。

加强基本技能训练，学会常用矫治器的制作技术。

培养学生临床实践能力和应变能力。

（三）思想教育目标

教导学生敬业爱岗，关爱患者，遵纪守法，有良好职业道德。

培养学生求真务实的工作作风和谦虚严谨的工作态度。

要求学生有勤奋好学，勇于创新，不断开拓的发展意识。

三、教学内容和要求

　　本课程教学内容分为基础模块、实践模块和选学模块三部分。其中基础模块和实践模块是必学内容，选学模块供各学校根据实际情况选择使用。

基 础 模 块

教学内容	了解	难点	重点	教学内容	了解	难点	重点
一、绪论				（四）错𬌗畸形的危害	√		
（一）口腔正畸学几个基本概念	√			（五）错𬌗畸形的临床表现	√		
（二）口腔正畸学的发展简史	√			（六）错𬌗畸形的矫治时机			√
（三）错𬌗畸形的发病率			√	（七）错𬌗畸形的矫治方法			√

教学内容	了解	难点	重点	教学内容	了解	难点	重点
(八)错𬌗畸形矫治的标准和目标			✓	(五)一般X线检查分析			✓
(九)口腔正畸学的相关学科	✓			(六)X线头影测量分析			
二、错𬌗畸形的病因与形成机制				1. X线头影测量的用途	✓		
(一)错𬌗畸形的病因				2. X线头颅定位片的拍摄方法	✓		
1. 遗传因素		✓		3. X线头影图的描绘			✓
2. 环境因素			✓	4. 常用X线头影测量的骨性标志点及测量平面			✓
(二)错𬌗畸形的形成机制				5. 常用硬组织测量项目			✓
1. 错𬌗形成的骨骼因素		✓		6. 常用X线头影测量分析法		✓	
2. 错𬌗形成的肌肉因素		✓		7. 软组织测量分析	✓		
3. 错𬌗形成的牙齿因素		✓		8. 电子计算机化的X线头影测量			
三、错𬌗畸形的临床表现及分类				(七)诊断与治疗计划		✓	
(一)错𬌗畸形的临床表现形式				五、正畸牙齿移动的生物机械原理			
1. 个别牙错位			✓	(一)基本概念			
2. 牙弓形态及牙齿排列异常			✓	1. 力与力偶	✓		
3. 𬌗、颌、面关系异常			✓	2. 力矩与力偶矩	✓		
(二)错𬌗畸形的分类				3. 阻抗中心与旋转中心		✓	
1. Angle错𬌗分类法			✓	(二)矫治力			
2. 毛燮均错𬌗分类法	✓			1. 矫治力的分类			✓
四、错𬌗畸形的检查诊断				2. 矫治力的强度及作用时间			✓
(一)采集病史	✓			3. 常用矫治器附件的作用力特点			✓
(二)口腔专科检查			✓	(三)牙齿移动的类型			
1. 牙齿			✓	1. 倾斜移动			✓
2. 牙弓		✓		2. 整体移动			✓
3. 颌部软硬组织	✓			3. 转矩移动			✓
4. 面部	✓			4. 垂直移动			✓
5. 颞下颌关节		✓		5. 旋转移动			✓
(三)模型分析				(四)矫治过程中的相关组织反应			
1. 记存模型的用途	✓			1. 牙周组织			✓
2. 记存模型的要求			✓	2. 牙体组织			✓
3. 记存模型的制取与修整			✓	3. 乳牙移动对恒牙胚的作用		✓	
4. 模型的测量分析			✓	4. 腭中缝的变化		✓	
5. 排牙试验		✓		5. 牙移动对邻牙的影响		✓	
(四)照相分析				6. 牙移动后牙周围组织的改建与恢复		✓	
1. 面像			✓	六、矫治器及其制作技术			
2. 牙𬌗像			✓	(一)概述			
3. 定位像		✓					

教学内容	了解	难点	重点
1. 矫治器的概念	√		
2. 矫治器的类型			√
3. 矫治器的性能要求	√		
4. 固定矫治器和活动矫治器比较			√
5. 支抗		√	
（二）活动矫治器及其制作技术			
1. 概述	√		
2. 常用器材			
3. 活动矫治器各部分的制作和应用			√
（三）功能性矫治器及其制作技术			
1. 概述	√		
2. 简单功能矫治器			√
3. 肌激动器类		√	
4. 功能调节器		√	
（四）固定矫治器及矫治技术			
1. 概述	√		
2. 常用器材	√		
3. 正畸分牙技术			√
4. 托槽粘贴技术			√
5. 弓丝弯制技术		√	
6. 口内辅助装置制作			√
7. 常用固定矫治器			√
七、错𬌗畸形的早期矫治			
（一）早期矫治概述			
1. 简单矫治器治疗			√
2. 序列拔牙治疗		√	
3. 功能性矫治器治疗		√	
4. 口外矫形力装置治疗	√		
5. 肌功能训练	√		
（二）早期预防及预防性矫治			
1. 早期预防			√
2. 牙齿早失早萌的预防性矫治			√
（三）早期阻断性矫治			
1. 口腔不良习惯的矫治			√
2. 反𬌗的早期矫治		√	
八、常见错𬌗畸形的矫治			

教学内容	了解	难点	重点
（一）牙列拥挤			
1. 概述	√		
2. 病因		√	
3. 临床表现			√
4. 诊断分类			√
5. 牙列拥挤的矫治原则和矫治方法			√
（二）反𬌗			
1. 多数前牙反𬌗			
（1）病因		√	
（2）临床表现			√
（3）诊断分类			√
（4）预后估计		√	
（5）矫治			√
2. 后牙反𬌗			
（1）病因		√	
（2）矫治方法		√	
（三）深覆𬌗			
1. 病因		√	
2. 临床表现			√
3. 诊断分类		√	
4. 矫治			√
（四）前牙深覆盖			
1. 病因		√	
2. 临床表现			√
3. 前牙深覆盖的诊断分类		√	
4. 深覆盖的矫治			√
（五）双颌前突			
1. 病因	√		
2. 临床表现	√		
3. 矫治		√	
（六）锁𬌗			
1. 病因		√	
2. 分类			√
3. 临床表现			√
4. 矫治			√
（七）开𬌗			

教学内容	了解	难点	重点	教学内容	了解	难点	重点
1. 病因		√		2. 患病情况		√	
2. 临床表现			√	3. 好发部位			√
3. 诊断分类		√		4. 临床表现			√
4. 矫治		√		（二）正畸治疗中的牙周组织损害			
九、成年人正畸治疗				1. 病因		√	
（一）概述				2. 患病情况		√	
1. 成人正畸的分类	√			3. 好发部位			√
2. 成年期治疗与青春期治疗的生理特点	√			4. 临床表现			√
3. 成年期治疗的特殊要求	√			（三）口腔健康教育及保健护理			
（二）成年人正畸治疗的目标及矫治步骤				1. 口腔健康教育	√		
1. 成年人正畸的目标		√		2. 口腔保健护理	√		
2. 成年人正畸的步骤		√		3. 对脱矿病损和牙周组织损害的治疗		√	
（三）成年人的综合性矫治				十一、保持			
1. 成年人牙周病与正畸治疗		√		（一）保持的概念			
2. 颞下颌关节紊乱病与正畸治疗		√		1. 定义			√
（四）小范围牙移动治疗				2. 保持的意义			√
1. MTM 的矫治特点	√			3. 影响保持的因素		√	
2. MTM 的使用范围	√			（二）保持器的类型			
3. MTM 常用治疗方法	√			1. 保持的种类			√
十、正畸治疗的护理及口腔保健				2. 保持器			√
（一）正畸治疗中的釉质脱矿				3. 保持的时间			√
1. 病因		√		（三）复发的预防			√

实 践 模 块

教学内容	会	难点	重点	教学内容	会	难点	重点
四、错𬌗畸形的检查诊断				（三）功能矫治器及其制作技术			
（二）口腔专科检查			√	2. 简单功能矫治器			√
（三）模型分析				3. 肌激动器类	√		
3. 记存模型的制取与修整			√	4. 功能调节器	√		
4. 模型的测量分析			√	（四）固定矫治器及矫治技术			
（六）X 线头影测量分析				4. 托槽粘贴技术			√
3. X 线头影图的描绘	√			5. 弓丝弯制技术			√
4. 常用 X 线头影测量的骨性标志点及测量平面	√			七、错𬌗畸形的早期矫治			
5. 常用硬组织测量项目	√			（二）早期预防及预防性矫治			
六、矫治器及其制作技术				2. 牙齿早失早萌的预防性矫治			√
（二）活动矫治器及其制作技术				八、常见错𬌗畸形的矫治			
3. 活动矫治器各部分的制作和应用			√	（一）牙列拥挤			

续表

教学内容	教学要求			教学内容	教学要求		
	会	难点	重点		会	难点	重点
4. 诊断分类		√		(四) 前牙深覆盖			
5. 牙列拥挤的矫治原则和矫治方法			√	3. 前牙深覆盖的诊断分类		√	
(二) 反𬌗				4. 深覆盖的矫治			√
1. 多数前牙反𬌗				(六) 锁𬌗			
(3) 诊断分类		√		4. 矫治			√
(5) 矫治		√		十、正畸治疗的护理及口腔保健			
2. 后牙反𬌗				(三) 口腔健康教育及保健护理			
(2) 矫治方法		√		2. 口腔保健护理	√		
(三) 深覆𬌗				十一、保持			
3. 诊断分类		√		(二) 保持器的类型			
4. 矫治			√	2. 保持器			√

选 学 模 块

序号	教学内容
四、(六)	8. 电子计算机的 X 线头影测量
六、(二)	2. 常用器材
八、(五)	双颌前突
九、(四)	小范围牙活动治疗
十、(三)	1. 口腔健康教育
	2. 口腔保健护理

四、说　　明

1. 本课程教学基本要求采用模块结构表述,其中:

(1) 选学模块的学习可使用机动学时、第二课堂、也可不学。

(2) 机动学时可用于学习选学模块中的内容,也可结合本地情况另选其他内容,或根据学生情况组织其他有益于完成、拓展本课程教学目标的教学活动,提高学生的综合职业能力。

2. 教学过程应采用教具、模型、实物和现代教育技术,注意理论联系实际。

3. 可通过课堂提问、作业、讨论、平时测验、实验及考试等对学生的认知能力及态度进行综合考核。

4. 对在学习和应用上有创新的学生应给予鼓励。

学时分配建议（74 学时）

序号	教学内容	学时数		
		理论	实践	合计
1	绪论	2		2
2	错𬌗畸形的病因与形成机制	3		3
3	错𬌗畸形的临床表现及分类	5		5
4	错𬌗畸形的检查诊断	8	4	12
5	正畸牙齿移动的生物机械原理	4		4
6	矫治器及其制作技术	6	14	20
7	错𬌗畸形的早期矫治	2	4	6
8	常见错𬌗畸形的矫治	6	4	10
9	成年人正畸治疗	3	1	4
10	正畸治疗的护理及口腔保健	1	1	2
11	保持	4	2	6

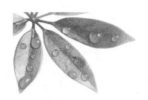

中英文对照表

面平面　facial plane

Y 轴　Y axis

AB 平面角　AB plane angle

额点　glabella

软组织鼻根点　nasion of soft tissue

眼点　eye

鼻下点　subnasale

鼻小柱点　columella

软组织颏前点　pogonion of soft tissue

软组织颏下点　menton of soft tissue

第 5 章　正畸牙齿移动的生物机械原理

力　force

力偶　couple

力矩　moment

阻抗中心　center of resistance

旋转中心　center of rotation

倾斜移动　tipping movement

整体移动　bodily movement

转矩移动　torque

伸长或压低移动　extrusion or intrusion

旋转移动　rotation

第 6 章　矫治器及其制作技术

矫治器　appliance

支抗　anchor

功能性矫治器　functional appliance

肌激动器类　activators

咬合重建　bite reconstruction

肌激动器　activator

头帽口外弓肌激动器　headgear activator

生物调节器　bionator

双𬌗垫矫治器　twin-block

功能调节器　function regulator，FR

托槽　bracket

带环　band

颈带　neckstrap

头帽　head cap

颏兜　chin-cup

额垫　forehead pad

面具　facemask

对称面弓　symmetric facebow

内弓　inner bow

外弓　outer bow

不对称面弓　asymmetric facebow

J 形钩　J-hook headgear

垂直曲　vertical loop

开大垂直曲　open vertical loop

闭合垂直曲　closed vertical loop

垂直张力曲　vertical tensile loop

水平曲　horizontal loop

T 形曲　T loop

匣形曲　box loop

Ω 曲　omega loop

停止曲　stop loop

小圈曲　helical loop

腭弓　transpalatal arch，TPA

方丝弓矫治器　edgewise appliance

安格矫正体系　Angle System

第一序列弯曲　first order bend

内收弯　inset

外展弯　offset

第二序列弯曲　second order bend

后倾弯　tip back bend

前倾弯　tip forward bend

末端后倾弯　terminal tip back bend

前牙轴倾弯　axial positional bend

第三序列弯曲　third order bend

根舌向转矩　lingual root torque

冠唇向转矩　labial crown torque

根唇（颊）向转矩　labial root torque

冠舌向转矩　lingual crown torque

直丝弓矫治器　straight wire appliance，SWA

预调矫治器　preadjusted appliance

正常𬌗的六项标准　six keys to normal occlusion

差动力　differential force

不同反应　differential reaction

低位牵引　cervical headgear

高位牵引　high-pull headgear

水平牵引　combination headgear

前方牵引装置　reverse headgear

垂直牵引装置　extraoral vertical pull

头帽颏兜牵引矫治器　chin-cup appliances

口外正畸力　orthodontic force

口外矫形力　orthopedic force

第 7 章　错𬌗畸形的早期矫治

面弓　face bow

改良颏兜式矫治器　modified chin cup

预防矫治　preventive orthodontics

阻断性矫治　interceptive orthodontics

口腔不良习惯　oral habits
吮咬习惯　sucking and biting
异常吞咽　abnormal swallowing
婴儿型吞咽　infantile swallow
吐舌习惯　tongue thrusting
口呼吸习惯　mouth breathing

第8章　常见错殆畸形的矫治

进化因素　evolution factors
牙弓长度　expansion of arch length
推磨牙向远中　molar distalization
口外弓　facebow
塑料颈枕矫治器　acrylic cervical occipital appliance
扩展牙弓宽度　expansion of arch width
矫形扩展　orthopaedic expansion
正畸扩展　orthodontic expansion
功能性扩展　functional expansion
牙齿拥挤度　severity of crowding
牙弓突度　protrusion of nateriors
Spee 曲线曲度　curve of Spee
支抗磨牙的前移程度　mesial drift of anchorage molar

第9章　成年人正畸治疗

成年人正畸　adult orthodontic
辅助性正畸　adjunctive orthodontic treatment

小范围牙移动　minor tooth movement, MTM
综合性正畸　comprehensive orthodontic treatment
外科与正畸联合治疗　orthodontic - surgical treatment
正颌外科治疗　orthognathic treatment
策略性拔牙　strategic extraction
微种植体支抗技术　micro-implant anchorage
多用途弓　utility arch
有限正畸治疗　limited orthodontic treatment
邻面去釉　stripping
正位器　positioner
片段弓　segmented arch
颞下颌关节紊乱病　temporomandibular disorders, TMD

第11章　保　　持

保持　retention
自然保持　natural retention
机械保持　mechanical retention
可摘保持器　removable retaining appliance
功能性保持器　functional retainer
颏兜　chin-cap
固定保持器　fixed retaining appliance
牙齿的过度矫治　overcorrection

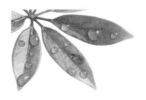

目标检测答案

第1章

1. B 2. B 3. A 4. A 5. ABE

第2章

1. D 2. E 3. A 4. E 5. E 6. C 7. C 8. A 9. B 10. C

第3章

1. E 2. A 3. A 4. B 5. B 6. E 7. A 8. C 9. E

第4章

1. C 2. A 3. B 4. C 5. C

第5章

1. B 2. C 3. A 4. B 5. D 6. C 7. C 8. C 9. D

第6章

1. D 2. C 3. A 4. D 5. D 6. D 7. A 8. C

第7章

1. B 2. E 3. A 4. C 5. E 6. C 7. A 8. ABC 9. CE 10. C 11. E 12. D 13. A 14. E 15. B

第8章

1. A 2. C 3. E 4. A 5. C 6. A

第9章

1. A 2. A 3. D 4. D 5. BCE 6. ABCD 7. BCDE 8. ABCE 9. BDE

第10章

1. B 2. D 3. B 4. CD 5. ABCDE

第11章

1. E 2. ABCDE 3. D 4. E 5. E

参 考 文 献

杜维成 . 2003. 口腔正畸工艺技术 . 北京 : 人民卫生出版社

段银钟 . 2004. 口腔正畸临床技术大全 . 北京 : 人民军医出版社

段银钟 . 2005. 正畸临床推磨牙远移技术 . 西安 : 世界图书出版公司

傅民魁 . 2012. 口腔正畸学 . 第 6 版 . 北京 : 人民卫生出版社

格瑞博等 . 1996. 口腔正畸学现代原理与技术 . 徐芸译 . 天津 : 天津科技翻译出版公司

林久祥 , 许天民 . 2011. 现代口腔正畸学——科学与艺术的统一 . 第 4 版 . 北京 : 北京大学出版社

林久祥 . 1996. 现代口腔正畸学-科学与艺术的统一 . 北京 : 中国医药科技出版社

林珠 . 1997. 口腔正畸治疗学 . 西安 : 世界图书出版公司

刘峰 . 2006. 口腔数码摄影 . 北京 : 人民卫生出版社

罗颂椒 . 1996. 当代使用口腔正畸技术与理论 . 北京 : 北京医科大学、中国协和医科大学联合出版社

麦克劳夫林等 . 2002. 系统化正畸治疗技术 . 曾祥龙译 . 天津 : 天津科技翻译出版公司

王翰章 . 2002. 口腔基础医学 . 成都 : 四川大学出版社

赵高峰 . 2003. 口腔正畸学 . 北京 : 人民卫生出版社

中华医学会 . 2004. 临床技术操作规范-口腔医学分册 . 北京 : 人民军医出版社